JN077196

Autism Spectrum Disorder

自閉スペクトラム症のある

青年・成人への精神療法的アプローチ

倉光 修 監修

渡辺慶一郎 編著

倉光 修	小野和哉	渡辺慶一郎	綿貫愛子
川瀬英理	綱島三恵	岩崎沙耶佳	加藤浩平
横山太範	田中康雄	木谷秀勝	

CONTENTS

自閉スペクトラム症のある人への精神療法的アプローチの可能性
── 互いの関係性を基盤にして

放送大学 倉光 修

❶ はじめに

　本書の編者，渡辺慶一郎先生から本書の総論を書いてほしいという依頼を受けたとき，何と光栄なことだろうという気持ちと，自分にその責が果たせるだろうかという不安が交錯したのを覚えています。けれども，私は，いわゆる自閉症児・者の方々とは半世紀以上にわたって不思議なご縁があり，この貴重な機会にこれまでの考えを端的に述べて，そのあと，各章の先生方の記載に私の経験知を織り込む形で記載していきたいと思います。

　本書のタイトルは，『自閉スペクトラム症のある青年・成人への精神療法的アプローチ』ですが，ここで問われていることは，自閉スペクトラム症（Autism Spectrum Disorder，以下ASD：「自閉症スペクトラム障害」とも訳される）の特徴を示す青年や成人に対して，精神療法的（psychotherapeutic：「心理療法的」とも訳される）アプローチがどれほど有益であろうかということではないでしょうか。この疑問に対する個人的見解を冒頭から述べると，私はASD等の診断・分類名を与えられる方々に対して行われる心理療法的アプローチは，少なくとも周囲の人々との間に互いに歓びを与えあえる関係（共存共快関係）を醸成することを一つの目標にするなら，ある程度の有効性・有益性が認められる可能性はかなり高いのではないかと思っています。

　しかし，このような見解を疑わしいと思う人々も少なくないでしょう。とくに，心の世界を物の世界と同じパラダイムで捉えようとする方のなかには，心理療法は，とりわけ，認知行動療法以外の（たとえば，フロイト派，ユング派，ロジャーズ派の）アプローチはエビデンスに欠けるので信頼できないと主張される向きもあろうかと思います。けれども，心理療法の世界では，エビデンス

が見出されたアプローチは認知行動療法以外にも実は数多くあり，臨床場面でどのアプローチを使うかはエビデンスの有無だけで決定するべきではない^(注1)ように思われます（斎藤，2018参照）。また，いくつかのアプローチ間でその効果を比較すると有意差が見出せないことも多いのです（Cooper, 2008）。むしろ，ランバートたち（たとえば，Asay & Lambert, 1999）が示唆したように，心理療法の効果には，学派やアプローチの違いより，セラピストの温かさや共感的態度のような多くの学派に共通する要因のほうが大きく影響している可能性もあります。さらに言えば，どの学派でも比較的有能なセラピストとそうでないセラピストがおり，セラピスト間の技能の差のほうが，学派間の効果の差よりも大きい影響を及ぼすかもしれません。また，アプローチによってはマニュアル化しにくく，その効果を統計的に実証することが困難なものも少なくありません。逆に，エビデンスが得られたとされるアプローチでも，二重盲検法などが用いられていないので，物質科学の厳密さで効果が実証されたとは言いにくいことも多いのではないでしょうか。このような事態に鑑みれば，ASD者に対する種々の心理療法の可能性を具体的なやり取りを踏まえて真摯に検討することはきわめて合理的な試みだと私には思えます。

❷「自閉症」に関連する諸概念

　さて，上述のテーマについて検討する際に，まず，「自閉症」に関連する諸概念の外延と内包のあいまいさについて確認しておきたいと思います。周知のごとく，今日，ASDと呼ばれる診断名に類する概念として，これまで，早期幼児自閉症，自閉的精神病質，小児自閉症，自閉児，自閉傾向，広汎性発達障害，自閉性障害，自閉症スペクトラム，アスペルガーシンドロームなど数多くの概念が提起されてきました。これらの諸概念の源泉は，カナー（Kanner, L.）が1943年に描写し1944年に提起した「早期幼児自閉症　early infantile autism」と，奇しくも同年，アスペルガー（Asperger, H.）が公表した「自閉的精神病質 autistische psychopatie」であることに，たいていの方は同意さ

注1　斎藤（2018）は，アメリカ心理学会の示したESTs：Empirically Supported Treatments（実証的に支持された治療法）は，治療法の選択のために作られたものではないことを強調しています。ESTsは，最近ではRSPT：Research Supported Psychological Treatmentsという名称になっていますが，その意図は同様だと思います。

れるでしょう。ここでは，彼らの診た自閉症児について，1977年に山中康裕が編集した『現代のエスプリ』誌No120.「自閉症」から一部引用してみましょう。

　カナーは1943年の論文「情緒的接触の自閉的障害」（牧田訳，1977）のなかで，早期幼児自閉症の子どもたちの特徴として「極端な自閉的孤立」と「同一性（sameness）保持の執拗強迫的な願望」をあげています。

　たとえば，5歳の時点でカナーの初診を受けたドナルドは，それまで「周囲の人々に全く関心を示さなかった」とされています。彼は他児が近づいてくると「スッと離れてしまう」し，「親戚の人が訪ねてきても無関心」で，父親がサンタクロースの恰好をして現れても，「一片の注意も向けなかった」といいます。一方，彼は記憶力に優れ「町の中の家の名前をたくさん知っていた」り「百科辞典のものすごい（数の）絵を皆知って」いました。また，「丸い物体をクルクル回すことに熱中し」，それを妨害されると「癇癪を起こし」ます。また，物事の契機や順序にこだわり，たとえば，「積み木を回す場合もいつも同じ面を上にして始めなければ気が済まず」「ボタンも同じ順序でかけなければならなかった」といいます。この子たちの言葉の使い方もまた独特で，とくに，遅延性のエコラリア（他者の言葉を後でそのまま繰り返す）や，代名詞の転倒（たとえば，トイレに行きたいときに「（あなたは）おシッコに行きたいの？」と聞く）が目立ちました。

　初診時6歳だったフレデリックも，人に対する反応が乳児期のころから普通ではなく，母親が「彼を抱き上げようとする時，それに応じる姿勢をとらなかった」ようです。彼も，何か物をもらうと，You say 'thank you' と代名詞を転倒して発語します。まるで，「この場面ではこう言われたのです」と訴えているかのようです。主語がうまく使えないことは，互いを主体として認識することの難しさを反映しているのかもしれません。ともかく，単に記憶が鮮明に再生されているだけのような印象を与えるのです。

　カナーは，この論文であげた11名の子どもたちの追跡調査を行い，青年期以降，いわゆる「社会人」になれたケースはこのドナルド（銀行の窓口係）とフレデリック（役所の謄本係）の2人だけだったと述べています（Kanner, 1971）。ドナルドに会う機会を得た牧田清志は，自閉症の診断を受けた子どもの中で「予後」の良いものは25％以下であろうと述べています（牧田，1977）。ただし，自閉症児を施設に引き取り，彼らがEmpty fortress（うつろな砦）から少しずつこちらの世界に出てくるのを援助したベッテルハイム（Bettelheim,

B.) は全身全霊を込めたと感じさせるほどのアプローチを行い（Bettelheim, 1968），その結果，なんと彼が関与した子どもの半数近くに症状改善が認められたとしています。実際，『うつろな砦』で描写された事例は感動的でした。彼が京都大学で講義したときの第一声は，驚いたことに「なにか質問はありませんか」という問いかけでした。それに対して，誰かが「行動療法についてどう思いますか」と問うと，彼は即座に"Of course, it works."と答えました。おそらく，彼にとって自閉症児は奇妙な反応をしたとしても，れっきとした人間であり，（動物の訓練のようにではなく）人間としてトリートされるべきだという信念があったのではないでしょうか[注2]。けれども，ベッテルハイムは，自閉症児の母親を糾弾するような発言を繰り返したことで非難され，晩年に自殺しました。

　一方，アスペルガーが「自閉的精神病質」とした子どもたちは，平井（1977）によると，「まなざしが合わない」「常同行動が見られる」「相手が聞いていなくても平気で話し続ける」「他の子どもと一緒に行動することができない」などの特徴を示したとされています。ただし，アスペルガーは，彼らの知能は「独創的で創意に満ちている」「自閉児の持っている特殊な興味は，限局され孤立しているが，すばらしく発達していく」と記載しており，その例として，自分なりのやり方で難しい計算問題を解いたり，詳細な絵画を描いたりする子どものことを描写しています。アスペルガーは追跡調査をしていないようですが，今日，ASDと診断される人は人口の1％近いとする説などからすると，子どもの頃に「自閉的精神病質」と診断された人は，「早期幼児自閉症」と診断された人よりも，長じて，社会的に自立する確率が高いでしょう。

　ちなみに，アスペルガーの論文は1981年にウイング（Wing, L.）が英訳するまで欧米の人々にはあまり知られていなかったようです。彼女は，こうした「高

注2　たしかに，行動療法では動物訓練と同様に賞罰を用いることがあり，また，パブロフの実験のように相手の尊厳に対する配慮が欠けるようなアプローチをする人がいたことも事実でしょう。しかし，実際に動物の訓練にあたっている人の多くは，相手に対して愛情を抱いており，自閉症児に行動療法を行うセラピストも，まして自閉症児の両親もたいていは子どもに深い愛情を抱いていると私は確信しています（娘に行動療法を行って著効を見たことが記されている書物に『愛の奇跡』というタイトルがつけられることさえあります）。現代のフロイト派，ユング派，ロジャーズ派のセラピストも，ほとんどのケースで自閉症児の母親が深い愛情をもって子どもを育てていることを知っていますし，認知行動療法の効果も認めています。むしろ，両者の断絶は認知行動療法のセラピストにおける，精神分析療法やクライエント中心療法に対する反感から生じているかもしれません。タビストックセンターで研修を受けたとき，アルバレツやリードが心からラブコールを送っても行動療法家はけっして肯定的反応を返さなかったのを私は鮮明に覚えています。

機能」の自閉症児・者を「アスペルガーシンドローム」と名付け（注3），その後，自閉症を「スペクトラム」として捉えようとしました（注4）。

　すでに，この二人において，どのような特徴を持った人を「自閉」という概念で括るかについて，やや異なる見解が示されています。そして，上述のように，自閉症関連の概念はその後さまざまな形で提示されてきました。このような事態が生じる第一の理由は，これらの診断名に1：1対応をする身体的特徴（神経細胞や神経伝達物質などの異常）が見出されていないということにあります。このことは，自閉症だけではありません。精神医学の領域では，それぞれのエンティティ（疾患単位）は，いくつかの特徴（症状）を示すことによって記載されますが，どのような特徴を示せば，どのような診断名が妥当かは最終的には医師の主観的判断によります。同じ特徴が認められても，その人の診断名は，医師や医療機関によって，あるいは時代や文化によって変わりうるのです。

　さらに自閉症については，その本態は何か，原因は何かといったことについて終わりのない論争が展開されてきた感があります。すなわち，自閉症は統合失調症や知的障害と本質的に異なるか，中核となる病態は社会性の障害か言語認知障害か感覚過敏か，その原因は生来の身体的異常か生後の環境かといったことについて議論が尽きないのです。とくに，器質因か心因かという論争は，母親の養育態度に問題があるかどうかといった責任論を引き起こし，感情的な対立を生んできました。

　私は，たいていのメンタルディスオーダーズ（心の病の症状や問題行動）は，身体的要因と心理的（環境的）要因の相乗作用によって発現すると考えています。神経系に脆弱性が見出せなくても，虐待されたり，強制収容所に入れられたりすれば，何らかの症状や問題行動が出現する確率が高まるでしょうし，神経系に何らかの脆弱性があれば普通の人には大したことのないストレッサーでも，強い苦痛を惹起するでしょう。それゆえ，身体的異常が見いだせれば（あるい

注3　近年，アスペルガーがナチスの優生思想に沿った行動をしたことが，2018年のシェファー（Sheffer, E.）の論文などにおいて明らかにされ，アスペルガーという名称を使うのはやめようという動きもあるようです。

注4　ちなみに，DSMで取り上げられるmental disordersという用語は，代表的な訳書において，本文中では「精神障害」と訳されているのに，表題では正常と明確に区別しうるというニュアンスを強調するためか「精神疾患」と訳されています。障害としての自閉スペクトラム症には，健常者を含めないという考えもありますが，私はたいていのメンタル・ディスオーダーズの症状や問題行動は，症者から健常者までスペクトラムとして広がっていると捉えたほうが現実に即しているのではないかと思います。

は想定されれば）それに対して身体的治療を試み，環境に有害なストレッサーがあればそれはそれとして改善する営為（心理療法）を行えばよいのではないでしょうか。そして，いずれにしても，強いストレス（深い心の傷）が生じた場合の対処法の一つとして，心理療法やカウンセリングを提供できるようにすることはリーズナブルだと思うのです。

　しかし，とくにカナーが提唱した「自閉症」については，その本態と原因についての推測が錯綜しながら自説のみが正しいとする主張が展開されてきました。たとえば，ベッテルハイムらの「冷たい母親refrigerator mother」説，ラター（Rutter, M.）の言語認知障害説，バロン＝コーエン（Baron-Cohen, S.）やフリス（Frith, U.）らの「心の理論」障害説などは他の説を否定し，ある時代を席巻しました。近年では，ウイングが自閉症（とくにアスペルガーシンドローム）には3つ組の特徴（社会的相互作用，コミュニケーション，想像力の発達における欠陥）があるとし，DSM-5では，ASDには，①社会的コミュニケーションおよび対人的相互反応における持続的欠陥がある，②行動，興味，または活動の限定された反復的な様式がある，という2つの特徴がみられるとしています。おそらく，このような変遷は自閉症に対応する身体的異常が確認されるまで続くのではないかと思われます。

❸ 自閉症の心理療法的アプローチについて

　周知のごとく，自閉症に対してこれまでさまざまなビリーフ（仮説）に基づいて多様な心理療法的アプローチが実践されてきました。私もまた，自分なりのビリーフとアプローチを構築してきましたので，僭越ながら，ここでは，まず，私のアプローチの概要について記載したいと思います。

　私がいわゆる「自閉症」関連の診断・分類名を与えられた子どもたちに初めてお会いしたのは，かれこれ半世紀ほど前のことです。そのころ，私は大学に入ったばかりでしたが，先輩に勧められて京都のある病院で行われていた「療育教室」に参加しました。そこには，「自閉傾向がある」などとされた就学前の子どもたち5～6人とその母親たちがやってきて，週一回，午後の数時間を過ごしていました。スタッフは，私たち近隣の大学・大学院の学生が中心で，子どもたちのプレイセラピーと保護者の方々のカウンセリングを行っていました。

　私はこのころから一貫して，こうした子どもたちに接するときには，まず快

を与えようと心がけました。当時私が「プレイセラピー」を行った子どもたち
の中には，言葉がない子やエコラリアだけの子どもも少なくなかったのですが，
私にはどの子もとてもかわいく感じられ，一緒に走り回ったり（追いかけて捕
まえるのはけっこう喜ばれる），子どもが高いところを歩くときには落ちても
大丈夫なように手を差し伸べたり（そうすると，手をつなぐ子も多い），トラ
ンポリンで高く跳ぶのを援助したりしました（ただし，子どもが恍惚状態にな
ると，私は「もう疲れた〜っ！」と叫んで倒れこみ，子どもがチラリとこちら
を見たり，手を差し伸べたり，近づいてきたりしたら，「もう一回？」と指を
立てて尋ね，少しでもその気があるようなら「よーし，それなら，もう一回ね！」
と（私も若かったので）体力の続く限り何回も何回もより高くより高く跳びは
ねられるように援助をし続けたのを覚えています。

　また，人を回避するようにあちこち歩きまわっている子どもがトランポリン
上で胎児の姿勢で横たわったときには後ろから子宮のように包みこんだり，四
つん這いをしているときには私が亀の甲羅のようになって一緒に歩き，機を見
て二人でごろんと横たわったりしました。すると，しばらく穏やかな気分で過
ごせたのです。私はまた，子どもをおんぶしていわゆる「お馬さんごっこ」の
態勢になり，子どもが少しでも動くと，私は腹を蹴られた馬のように「ひひーん」
と走りだしたりします。そのようなことをすると，とても喜ぶ子がいたのです
（おんぶは抱っこより好まれますが，ときどき，反りかえるので危険性も伴い
ます），あるいは，子どもが投げたボールをリトリバーのように走って取りに行っ
てまた子どもに渡します。すると，子どもが笑顔になってまた別方向に放り投
げるので，また，走って取りに行くのです。（このようなアプローチは，2000
年にトロントのMuki Baum Accessibility Center で研修を受けたときにも効
果的でした。言葉が通じなくても心は通じ合うのです）。

　ある子は，ただ泣き叫び，自分の顔を殴ったり，反りかえって後ろの人の胸
を打ち付けたりすることを繰り返していました。私はやはり後ろから抱っこ
して，自傷行為を止めながら，反りかえったら柔道の受け身のようにして倒れ
こんで，それからおもむろに抱き上げて，子守唄や童謡を歌いながら小一時間
ばかり付近を散歩しました。そうすると，その子は次第におとなしくなり，母
親のところに連れて行ったときには，笑顔でバイバイをしてくれました。母親
は，こんなことは初めてだと，とても驚いていました。（セラピストという）
不快刺激に慣れるケースもあるわけです。

　当時，私が在籍した京都大学には「臨床心理学講座」が開設されており，私は大学院生になると，そこに併設された「心理教育相談室」でも，自閉症的傾向のある子どもたちに会いました。ある子は言葉が少し話せましたが，たいていは応答にはなりません。母親によると，診察を受けるときにも医師には無関心で「あ，電気（ライトの傘）さかさまや」と言うなど，「人より物に反応する」ということでした。しかし，彼はプレイルームのテーブルに砂で作った料理を強迫的に並べたり，箱庭で自動車を何回も何回も周回させたりしました。それは，ほんとうにワンパターンな表現でしたが，セラピストがいつも感心して実況中継するようにその言葉を繰り返し，また，タイミングを捉えてそのパターンを崩したりすると，彼はむしろそれを楽しんで相互作用が発展することもありました。たとえば，箱庭で車を周回させることを繰り返してばかりいたとき，私は踏切を使って「カンカンカンカン，京都，京都，京都です。白線の内側に下がってお待ちください」とアナウンスしました。すると彼はけらけらと笑って「来た」と電車を止めて，少しして動かして「行った」と言うなど，やり取りができることもありました。あるいは，私が彼の排尿の援助を失敗してしまったとき，「まいったな」と言うと，彼は笑いながら高音で「まいったな」と嬉しそうに叫んだりしました（まことにもっともです）。彼のプレイセラピーは，1年ほど続きましたが，幼稚園で周囲の子どもたちとある程度交流できるようになり，自閉症の傾向が軽減されたように感じられたので，終結となりました。私は相談室の紀要に「自閉性の改善された事例」としてそのプロセスをまとめ（自閉症に重症度がありうるという発想です），行動療法家を含む3先生からコメントを受けるありがたい機会を得ました（倉光，1977）。

　ありがたいと言えば，本当に願ってもない経験ですが，私は，大学院から助手時代を通して，河合隼雄，山中康裕，そして，石井哲夫といった錚々たる先生方と共に，ある児童相談所が主催する，「情緒障害児親子合宿」に参加することを許されました。この合宿は3泊4日で，自閉症の子とその保護者も来ていました。私は先生方のプレイセラピーやカウンセリングを目の当たりにして，本当に心理療法やカウンセリングを通して，子どもや保護者とスタッフの心がつながっていく可能性があることを実感しました。子どもたちの多くは生き生きとし，担当スタッフを識別し，相互作用を楽しみました（合宿中に初語が出た子もいました）。また，多くの保護者の方々が，涙を流しながら語り合い，やがて優しい表情で子どもたちに接しておられる姿は感動的でした。

このような経験から，私は，自閉症児の心理療法においては，彼らの世界に私たちが登場して多少なりとも快を与えるか不快を減らすことに成功すると，しばしばセラピストを個体識別し，いろいろの要求を向けてくる頻度が高くなることは確かだと思うようになりました。

　助手時代を終えると，私は京都大学の学生相談施設（当時は「学生懇話室」と言っていました）のカウンセラーになり，約3年間勤務しました。それから，他の大学を経て，大阪大学に移り，足掛け16年間勤務しました。私はそこの心理教育相談室の初代室長を務め，そのあと，東京大学の学生相談施設（「学生相談所」）に約10年間，やはりカウンセラーとして勤務しました。

　これらのキャリアを通して，私は，知的に高い学生（そして教員）のなかにも，自閉症の特性があって苦しんでいる方がかなりおられること，そして，ご本人に対するカウンセリングや周囲の方々へのコンサルテーションが有益と受け止められることはまれではないということを少しずつ実感するようになりました。

　私は現在でも，このような苦悩を感じながら暮らしておられる成人の自閉症者やその家族の方々とコンタクトを取り続けています。自閉症があるので当然のことながら企業などで勤務することには困難が伴います。なかには，懸命に努力を重ねて仕事をこなし，ある程度の収入を得ている方もいますが，就職できなかったり，転職を繰り返したり，雇い止めになったりして，自宅に引きこもりがちの人もいます。しかし，私は自分のアプローチの目的を社会的自立においていません。むしろ，セラピストとの関係性の醸成を基盤の一つとして，症状や問題行動がわずかでも改善され，周囲の人々と共に苦しみだけでなく楽しさやいたわり，生きる喜びを感じながら暮らしていくこと（私はそれを「共存共快関係」の創造と言っていますが）に貢献できれば，それだけでもありがたいことだと感じています。

　こうした実践経験を通して，私は自閉症に関していくつかのビリーフを抱きました。そのひとつは，いわゆる自閉症症状は，ヒトという生物種に特異的な感覚フィルターが成熟していないために顕在化するのではないかというものです。動物は一般に，種特異的な感覚世界に生きています。すなわち，種を同じくする個体，特に母子間や異性間では特定の成熟段階で特定の刺激がきわめて鮮明に知覚されるようにあらかじめプログラムされています。ところが，自閉症児・者においてはこのプロセスがうまく作動せず，他者（とくに，通常，主たる養育者である母親）の声や笑顔，抱擁や授乳が快を引き起こさないばかりか，

しばしば他者が（両親でさえ）脅威として感じられるのではないでしょうか。そうした特性によって子どもに拒否されるように感じると、たとえ母親であっても、とてもあやしにくい、あまりかわいくない子だなあと感じられてもおかしくありません。そして、母親との間にアタッチメントが形成されにくく、その一方で、特定の物や状況にあたかもインプリンティングされてしまうかのように執着してしまうと、当然のことながら社会的相互作用の発達にゆがみが生じます。

　このような特徴は、とくに、対象の特徴が少々異なっても同一と認知する機能の成熟に左右される「概念形成」や、自他を「主体」として認識する過程の発達を阻害しかねないのではないでしょうか。私は、彼らの言葉が、主体を表現するためよりも客体を表現するために用いられることが多いのに気づきました。普通、乳幼児が「ママー」という言葉を発するときには、「ママ、こっちきて」「ママ、だっこして」「ママ、おっぱいちょうだい」「ママ、おむつ替えて」「ママ、これを見て」などといった主体の要求を表現しているのですが、この子たちがたとえば絵を見て、「アンパンマン」という時には、ただその絵を客体として捉え、「この絵はアンパンマンの絵だ」と言っているように感じられることが多いのです。そこで、セラピストとしては思わず、「そうだね。アンパンマンだね。よく知ってるね」などと返してしまう。けれども、そこからコミュニケーションを発展させようとして、「アンパンマン好き？」などと聞き始めると、多くの子はふっと目をそらし、心そこにあらずの状態になってしまう。この子にとっては「アンパンマン」という刺激が快を与えるのであって、アンパンマンという主体の物語を（ジョイント・アテンションをして）他の主体と共に楽しむのではないのです。

　私は、青年期以降の自閉症者に対しても、基本的には同じスタンスで臨んでいます。私は、一般に、まず、クライエントの潜在的な心の傷や基本的欲求の不満を様々な媒体を通して推測し、その苦しみをできるだけ追体験（共感的に理解）しようと努めます。つぎに、クライエントの願望を部分的・代理的・代償的・ないし象徴的に満たすような働きかけをし、そのことによってある程度の関係性が醸成できれば、クライエントの高次欲求を満たすような当面の行動を探求し、それを実践しようとする姿勢に対してポジティブ・フィードバックを行います。ただし、自閉症児のプレイセラピーや自閉症者のカウンセリングでは、一般のケースのようにクライエントの感情や思考などを言語的に表現す

るよう求めるよりも，むしろ，クライエントが関心を持つ領域の知識を聞いたり，客観的な状況や事実経過だけを（決して尋問調ではなく）教えてもらうようにします。つまり，言語的には主体表現より客体表現を優先し，その背景に生起している（に違いない）イメージや感情は，これらの情報のやり取りを通して推測するだけにとどめるように努めます。たとえば，この子にとってアンパンマンは私にとってかつて集めた記念切手のように魅力的に感じられるのだろうかとか，彼にとってゼミで意見を述べることは，私にとって国際学会で発言する際に感じる以上の不安を引き起こすのだろうかとか，この子にとって通学する時間や道が変わることは，私にとって上司から突然，明日は夜中に出勤しろとか高速道路を歩いて来いと言われるような不条理を感じさせるのだろうかなどと想像してみるのです（ただし，その妥当性をすぐ確かめることは控える）。

　このような状況で，クライエントのなすべきこと（当為）は，けっして，診断名の特定や治療マニュアルから導かれるような画一的なものではなく，クライエント一人ひとりの，そのときどきの外的状況と内的状況，とくに世界観や価値観に応じて多様になります（私はそれを「個人的当為」と呼んでいます）。

　神経症圏内のクライエントや，心の病の症状や問題行動は呈していないけれども，深刻な悩みがある（正常の）クライエントの場合は，内省を深めていく過程で当面の個人的当為が自然に浮かび上がってくることが多いのですが，とくに，自閉症児・者の場合は，当面困っていることが特定されたら，セラピストのほうから自分がなしうる援助を提示し，それを実行することを希望するかどうかを聞いて，そのうえで，クライエントが何かを希望する場合には，それをある範囲内で実行するようにします。この種のサービスは，しばしば，通常の心理療法・カウンセリングの枠組みを超えます。たとえば，医療が役立つかもしれないと思ったら私から医師に電話して予約を取り，クライエントの初診に付き添うとか，学生が単位取得手続きに困っていたら私から教務係に連絡して学費納入やレポートの締め切りを聞くとか，論文の執筆が進まなければ教授への質問を一緒に考えるとか，自殺の危険性があると思ったら親に電話して大学に来てもらえるまで学生と一緒に過ごすなどといった援助をするのです。このような対応は神経症圏内のクライエントに対しては，主体性の醸成を阻害しかねないので控えるのですが，自閉症者には（その苦悩のレベルを踏まえると）役に立つことが多いように思います。彼らは，そうした援助がうまく行くとその次からは自分でできることが多いのです。ただし，クライエントから「こう

いうときにはどうしたらよいでしょう」と聞かれてもいないのに，あるいは相手の意向を尋ねることもしないで「そういうときには〇〇しなさい」と指示・命令したりすることは控えます。自閉症児・者の多くは，他者からコントロールされることを何より苦痛に感じるからです。ただし，ある程度関係性ができると，相手がこちらをコントロールしたいと思うことはあるので，それには，自分ができる範囲の限界より少し手前まで応じます。トランポリンの援助が良い例です。限界まですると，クライエントに対するネガティブな気持ちが起こりやすいのです）。

　そして，このようなアプローチを何カ月も何年も続けていくと，二人の間に（少しずつ，螺旋的に）関係性が育まれてゆき，あるとき，ふと，「どんな気持ちだったのかなあ」とか「どう思われますか？」などといった問いかけをすると，自閉症のためにとまどいやぎこちなさがあるものの，いや，むしろ，自閉症ゆえの純粋さ（genuineness）でもって，クライエントが内なる感情やイメージを「主体」として表現され，こちらが感動することがあります。セラピスト冥利に尽きる瞬間です。

❹ 各章で描かれるさまざまな心理療法的アプローチ

　では，ここからは，各章で論じられるさまざまなアプローチについて，簡単なコメントを付して論じてみたいと思います。ただし，私のコメントを読む前に，まず，以下の各章を読まれて概要を把握されるほうが先入観にとらわれることがなくて良いかもしれません。

　では，まず，第2章についてコメントします。この章では，東京大学のコミュニケーション・サポートルームにおいて，ASDと診断された学生などを支援しておられる川瀬英理先生が現場の活動を紹介しておられます。川瀬先生とは，私が東大の学生相談所に勤務していたころに連携した経験があるのですが，本書で提示されたデータからは，そうした連携がさらに多様に発展していることがしのばれます。ここでは，先生の多様なアプローチについては触れず，学生相談所のカウンセラーの対応について，中島正雄（2015）が，放送大学の教材（テキストとDVD）で提示した事例をもとに少しだけ紹介しましょう。彼が模擬事例として提示した学生は，自己表現のぎこちなさから指導教員からハラスメントになりかねないような言葉を投げかけられて，自室に閉じこもりがちに

なりゲームばかりしていたのですが，カウンセラーの援助で事務手続きが間に合い，母親と共に精神科を受診し，苦悩の末，診断名を受け入れて，さまざまな困難にどう取り組むかをカウンセラーと共に考えていきます。このケースでは，教員もコンサルテーションを希望し，自らの対応に問題があったことを告白します。こうして事態は少しずつ好転してゆき，クライエントは最後のセッションで「僕が本当に欲しかったのは，ゲームで敵を倒すことではなくて，心の中の声を聴いてくれることの方が数千倍以上なんです」と語っていました。このように，大学では多くの人々と連携することが大切なケースがとても多いと思います。

　第3章では，札幌で精神科クリニックを開いている横山太範先生が，ASD者にサイコドラマを用いたアプローチを行って非常に高い治療効果が得られたことを記載しておられます。私は，この技法の開発者ヤコブ・モレノ（Moreno, J.）の妻で，サイコセラピストのザーカ・モレノ（Moreno, Z.）が開催したセッションに参加したことがあります。そこでは海を恐れる女性がセラピストの励ましを受けて泣きながらイメージで水辺に入っていくありさまがリアルに演じられました。そして，長年の恐怖が克服されるのです。ちなみに，石井哲夫はサイコドラマを自閉症児に適用しています。自閉症のある人は想像力が欠けるという側面もあるのですが，彼が実践したサイコドラマを見ると，自閉症児も現実をドラマ化して見ることで多くを学ぶように思います。

　第4章では，小野和哉先生がASD者に森田療法を導入する試みを紹介しておられます。森田療法の神髄は，苦悩はありのままにしておいて，ともかく現実になすべきことを具体的に措定し，実行していくことにあるのかもしれません（森田はその課題の実行を「許す」と記しています）。小野先生は，日記を通してクライエントの苦しさに共感し，課題達成には賞賛の言葉を多用されます。森田自身は患者さんに苦悩を表現する機会をあまり与えなかったように思いますが，それでもこのアプローチが成功したのは，森田自身がいわゆる神経質者の苦しみを身をもって味わってきたこと，そしてそれが患者さんたちには直観的にわかったことがベースにあったからではないかと思います。京都大学で学生相談をしているときに出会ったある学生は，吃音があってゼミの発表に不安を感じていたのですが，私が（森田療法を参考にして）「どんなに吃音が出ても，ともかく，要旨をきちんと伝えるんだ」と励ますと見事に発表を終えました。このとき，「吃音があってもいいから」などと言わなくてよかったと思います。

彼にとって吃音はとてつもなく嫌なことだからです。その苦しさに理解が及ばなければ，個人的当為を提示しても実行されなかったでしょう。

　第5章では，周囲とのコミュニケーションがとても難しいASDの学生に対するアプローチをやはりコミュニケーション・サポートルームの綱島三恵先生が記述され，その事例報告をもとに，田中康雄先生がコメントを加えておられます。

　この学生（Aさん）は，それまで，「自由度が高いと何を行えばよいか全く分からず誰にも聞けずにいた，一般的な考えや基準に馴染めず，この基準を耳に入れたくないと考えて」いました。彼は，WAIS-IIIの検査に4時間55分も費やしたほど，「自分の考えを紡ぎ出すのに非常に時間が掛かり」ます。しかし彼は「（自分の）意見を持っている」のです。そこで綱島先生は彼に「物事の正しい正しくないではなく，出来る限り自分の思いや考えを遠慮せずに素直に表現してほしいと何度も伝え」ます。それはAさんにとって至難の業だったに違いありませんが，綱島先生の真心が通じて，Aさんは少しずつ言葉を絞り出し，カウンセリングは進んでいきました。その後，Aさんは大学院を中退し，彼を好意的に迎えてくれた企業に，インターンを経て契約社員として就職できました。

　この事例では，Aさんの「純粋性」に気づいた綱島先生の，いわば手取り足取りのサポートと，彼女のサポートを受けて懸命に努力しつづけたAさんの共同作業が鮮明に描かれていて，胸を打たれる方も多いでしょう。

　この事例報告を受けて，コメンテーターの田中先生は，自閉症と統合失調症の関連について，ブランケンバーグ（Blankenburg, WL.）の「自明性の喪失」を引用して言及しておられます。彼らはほかの人には自明のことがなかなか受け入れられないのです（山中康裕の論文にも同様の見解が述べられていたように思います）。

　田中先生は，もしご自身がAさんに会えば「相談に来てくれてありがとう。慣れないことで，戸惑うかもしれないけれど，これから，一緒にいろいろと考えていきましょう」と言って，自分ができることを具体的に提案するだろうと述べておられます。カウンセラーが初回からお礼を言うのは考えてみれば少し変ですが，相手の逡巡を想像して「よく来られましたね」と言ったり，自分をカウンセラーとして（この施設を相談機関として）選んでくれたことに感謝して「よく来てくれました」というのはそれほど不自然でないようにも思います。

さて，ASDの方とコミュニケーションを試みると，どうしても世界の認識のズレが明らかになってくるのですが，田中先生は「Aくんと僕が面接したら，僕は，毎回僕自身がズレていることで，Aくんへ申し訳ないと謝り続けていることでしょう」と仰います。

　綱島先生は，このコメントに応える中で，当事者としての著作で有名な東田直樹のことばを引用しておられます。東田は「自閉症者は，普通の人の気持ちが，わからないと言われますが，普通の人も自閉症者の気持ちを，よくわかっていないと思います」と述べています。私は（毎回クライエントに謝るかどうかは別にして）このズレを認めながら，症者と普通の人が「双方から」手を差し伸べることが大切だと思います[注5]。

　第6章では，渡辺慶一郎先生と岩崎沙耶佳先生が，河合俊雄らの精神療法的なアプローチと石井哲夫が開発した受容的交流療法を紹介しておられます。

　まず，渡辺先生が，ASDのクライエントは，あまり分析的精神療法の対象とされないけれども，「人間が変化し成長するには，やはり他者との関わりが触媒になる」のではないかと考えて，河合俊雄のアプローチを検討しておられます。河合は，「（高機能自閉症者に）パッチワークのように対処の仕方を教えたり，訓練をしたりしても，本質的な変化はもたらされないであろう」「いくらスキルを蓄積しても，中心となる主体は出来てこず，むしろマイナスになるのではなかろうか」と懸念を表明しています。

　河合の言う「パッチワーク」とは，ソーシャルスキル・トレーニング，グループワーク，修学支援，就労支援などといった「要素的な困りごとへの支援」をさしていると思われます。すなわち，症状や問題行動そのものに焦点づける行動療法的なアプローチです。渡辺先生は，「各領域につて個々に支援したとしても，生きてゆくこと自体の苦悩がなかなか軽減されないことが多い。だからこそ心理療法や成長促進的な関わりが可能であって欲しいと願うのです」と述べておられます。

　ここではまず，分析的な心理療法について，少し解説したいと思います。周

注5　かつて，自閉症児・者は「周囲の人の存在に気づかない」といった記述がされたことがありますが，1943年まで，彼らの存在に気づかなかったのは周囲の人間です（私には，普通の人が「定型」とは思えませんが）。気づいてみると，私たちは互いに異星人のように感じられるかもしれません。しかし，だとしても，私たちは共に「人間」なのであり，互いの間により温かくてより深い関係性を育む可能性に常に拓かれていることは間違いありません。

知のごとく，心の世界を「分析 analyze」するというイメージを広めたのはフロイト（Freud, S.）でしょう。彼の理論と実践は，彼自身においても，また，後継者によっても様々に変化・多様化していくのですが，私はその核心を「神経症の原因は無意識に抑圧された心の傷（psychic trauma），特に性的なトラウマであるので，心理療法ではそれをセラピストが推測してフィードバック（解釈）することによって，クライエントがその関連を意識化（洞察）すれば治癒する」というビリーフではないかと捉えています。この命題を応用することによって，精神分析の対象は非常に広がります。クライエント（患者）は子どもでもよいし，精神病や人格障害のある人でもよい。トラウマは性的な体験でなくてもよいし，表現媒体は言語でなくてもよい。ただし，心の傷が認識されるだけでは治癒しないケースも多いといったことが次第に多くのセラピストに認識されるようになります。しかし，精神分析を通して心理的な変容や人格的な成長が生じ，心の傷を克服してよりよく生きていけるケースは確かにあるというビリーフはその後の精神分析家に共有されてきたと思います。

　では，症状や問題行動が過去の心の傷（愛情欲求や安全欲求，優越欲求や承認欲求などの基本的欲求があまりにも満たされなかった事態）から派生するとして，その痛みが現在の症状や問題行動につながっていることを実感するには，どうすればよいでしょうか。フロイトは自由連想を用いましたが，とくに，重要な他者のイメージがセラピストに重ねあわされる（転移）現象を分析することを重視しました。この考えを発展させた理論が，クライン（Klein, M.）やビオン（Bion, W.）らの対象関係論や，サリバン（Sullivan, H. S.）やウィニコット（Winnicott, D.）らの対人関係論です。フロイトがどちらかというと，（幼児期から，衝動が意識に上らないように抑圧する）父親的イメージとの関係を捉えようとしたのに対し，後期の精神分析家は（乳児期から，ケアを与えたり与えなかったりする）母親的イメージとの関係により焦点を当てたと言えるかもしれません。クラインは，（ネガティブな）母親イメージ＝内的対象との関係をどう克服していくかに光を当て，ウィニコットは（ポジティブな）母親に包まれる体験（holding）や愛着を感じる物（transitional object）を身近に置いて母親から独立していく（capacity to be alone を育んでいく）過程を浮き彫りにしたように思います。[注6]

注6　この潮流は，個人の内界を分析する「一者心理学」から，母親やセラピストなど（他の主体）との関係性を重視する「二者心理学」への展開としても捉えられます（横井，2019）。

このような流れのなかで，精神分析の枠組み（セッションの頻度や寝椅子の使用など）が緩和されて，いわゆる「精神分析的心理療法」が実践されていきます。そして，クラインの流れを受けて，分析的なプレイセラピー（注7）を自閉症児に対しても試みた人として，タスティン（Tustine, F.），アルヴァレズ（Alvarez, A.）リード（Reid, S.）などが現れます。タスティン（2008）は，数多くの臨床体験から，自閉症児は母親との肯定的関係が失われることに対してすさまじい恐怖を体験するのではないかと推測しました。たとえば，ジョンと名付けられた子は，プレイセラピーのセッションのなかで，色鉛筆を十字にして「おっぱい」と言い，自分の口を触りながら「まんなかのボタン！」と言います（おそらく，乳首のイメージでしょう）。そして，そのおっぱいを思うように大きくできないとわかるとパニックを起こし，色鉛筆を叩き，テーブルにめちゃくちゃに散らばらせ「こわれたおっぱい！」と叫ぶのです。タスティンはそれを見て，「赤ちゃんのジョンは，欲しかった大きなおっぱいがもてなかったから怒ったのね」と伝えます。

　このように自閉症児のなかには，心の傷をある程度象徴的に表現できる子がいます。リードがプレイセラピーをおこなった盲目の自閉症児キャサリンは，初期のころ，文脈と無関係に "Wind beneath my wings" という歌を口ずさむのですが，そこからは，やがて風を受けて舞い上がる鳥の姿が目に浮かびます。セラピーの過程は困難を極めますが，やがてこの歌のように進み，数年後，キャサリンの自閉症的特徴はほとんど消失します。リードはこの曲名を論文（Reid, 1999）のタイトルにしていますが，読者の中には，（自閉症的特徴を多少示した）アクスライン（Axline, V.）の有名な症例，Dibs（Axline, 1964）が，彼を一室に閉じ込めた父親から逃れるイメージを「かごから飛び立つ鳥」として表現したのを思い出された方がおられるかもしれません。

　長年，発達障害者の分析的心理療法を実践してきた中島由宇は，放送大学の教材（倉光，2019）のなかで，「セラピストが自分自身の気持ちも内省して，その感じをクライエントにフィードバックする。そうすると，クライエントはホールディングされている感じの中で，自分とセラピストの共通性と相違点を

注7　プレイセラピーにおいて遊びを自由連想のように解釈ができるか，転移神経症が起こるかなどについて，肯定するメラニー・クラインと否定するアンナ・フロイトとの間に一時期論争がありましたが，両者の中間派や独立派が生まれて，この確執は克服されていったようです。

内省し，自己が発達していく。そして，その自己表出がまた，セラピストに敏感に捉えられる」と述べています（彼女の臨床事例は，中島（2018）の中で鮮やかに描写されています）。

　分析的な心理療法では，このような相互作用の中で「自己」ないし「主体」が育まれていくように感じられます。河合俊雄によると，軽度 ASD 者の中核は「空っぽ」で「自分がない」ので，表面上は様々な「衣」をまとわざるを得ない，彼らはいわば「実なき"張り子"の世界の住人」だとされます。この表現は，ベッテルハイムの言う，Empty Fortress と似ています。しかし，河合が自閉症児・者に「自分がない」というのは私からするとやや強すぎる表現であって，実際は，心理療法を通してそれまで萌芽の段階にとどまっていた彼らの主体感覚がセラピー相互の関係性が深まるにつれて成長していくように感じます。

　ちなみに，河合はユング派のセラピストです。ユング（Jung, C. G.）はフロイトが想定した個人史を内包した無意識層よりもより深層の，いわば人類史を貫く collective（集合的・普遍的）な無意識に存在するとされる archetype（元型）から浮かび上がるイメージを捉えようとします。クラインやウィニコットが捉えた原初的な（温かい側面と恐ろしい側面を持つ）母親のイメージは，フロイトの父親イメージと共にこうした元型的イメージと少なくとも部分的には重なるように思います。

　分析的心理療法の話が長くなりましたが，次にロジャーズのクライエント中心療法（のちにパーソン・センタード・アプローチ：PCA）の流れを受けた石井哲夫の受容的交流療法について少しだけコメントしましょう。

　石井は，このアプローチでは「受容 acceptance」が最も大切だとしています。これは，クライエントがどのような思考や感情を抱いていても無条件に肯定的関心を向けること（unconditional positive regard）を意味します。いかなる感情も受容するということは，どのような行動も許容するという意味ではありません。石井は「受容的な人間関係のなかで治療者と ASD 児の交流が頻繁に起きると，子どもは情緒的に安定して，初めて自分から外側の世界へ働きかけたり，人との関係の意味がわかってくる」「そして自分の手で，自分の目で見て，判断して，自分でやるという一種の自我が芽生えてくる。自分の力を働かせる喜びというものを初めて感じる」と述べます。このことは，分析的心理療法において，関係性が深まり主体が立ち上がってくるということとほぼ同じプロセスを表現しているように思われます。こうした様相は，以下の記述におけるク

ライエント（Nちゃん）とセラピスト（奥村幸子）のやりとりに端的に現れています。

　　　ドカドカと部屋に入ってきた男の子によって気分は一変してしまった。（Nちゃんは）一挙にとりつくしまがない子に戻ってしまった。……急にプラスチック製の大きいトンカチを手に取って，私の横にペタンと座ると，自分の頭を叩き始めた。……腹立ち紛れに自分の頭を叩いているNちゃんがかわいそうで，思わず私は手でNちゃんの頭をかばい，「痛かったね，いい子いい子」となでた。

　このときNちゃんの表情が和らいだので，セラピストは，そばにあった動物の（ぬいぐるみの）頭もなでて，「ウサコちゃん，いい子いい子」「犬さん，いい子いい子」「猫さん，いい子いい子」と言います。すると，Nちゃんも小さい声で，「いい子いい子」と言いながら，犬や猫やうさぎの頭をなでて，セラピストを振り返ります。そして，ふたたび，「Nちゃん，いい子いい子」をしてもらい，「うっとりした表情を浮かべる」のです。

　まさに，受容的交流が展開されていることが分かります。自傷行為への対応や玩具を子どもの分身のように扱うところなどは私のアプローチと似ています。

　次に，成人男性（Aさん）とセラピスト（Iさん）のやり取りにも触れましょう。

　Aさんは一般の人からすると「ちょっとした」ミスや想定外のことがあるとパニックを起こし，トイレに入って「自分への叱責や注意の言葉を大声で繰り返し」「地団駄を踏んだり手を叩くような音をたて」たりしていましたが，セラピストとの関係性ができてくると，困ったときには「Iさん！　大変です」と呼ぶようになりました。そして，セラピストがそれに即応して丁寧に（本当に心を込めて）対応し続けるとパニックは減少し，やがて，パソコンの設定などは「自分で推理して自分で発見したんですよ！」と報告するようになります。自主性が育まれるのです。彼はまた，サイコドラマでも「即興で振る舞う」ことができるようになり，「相互的なやり取りが成立する瞬間」が訪れます。

　このようなプロセスからすると，受容的交流療法がNちゃんやAさんの自閉症的特徴（自閉性・自閉度）の緩和に役立ったことは明らかだと思います。

　続く第7章では，木谷秀勝先生が図形からイメージされた絵を組み合わせて物語を作る「○△□物語法」という「臨床描画法」を紹介しておられます。この

アプローチは非常にオリジナルであると同時に，藤原勝紀の「三角イメージ法」，山中康裕の「MSSM：交互なぐり描き物語統合法」，森谷寛之の「九分割統合絵画法」，あるいは，私の開発した「物語作成テスト」などと共通する要素を含んでいます。

　木谷先生が「臨床描画法」は単なる描画でないと言われるのは，成瀬悟策が「臨床動作法」は単なる動作訓練でないと強調したことを彷彿させます。この言葉には，サイコセラピストとしてのスピリットが内包されているのです。

　木谷先生はこうしたアプローチによって「自分らしい生き方」が再発見できたり，「主体性が回復」したりする事例を提示していますが，私はむしろ，このようなプロセスに伴って「主体性が育まれ」，「個性的で望ましい生き方」が実現できるようになる，と表現したい気がします。

　ちなみに，主体性が育まれることは，時宜に応じて他の主体に依存する能力が育つことでもあると思います。あるクライエントは，「悔しいんだけど，最後は木谷なんだよなあ」と言ったそうです。神田橋條治先生も同様の感慨を述べたクライエントのことをどこかで記しておられましたが，この方のされたことは「適切な援助希求」ではないかと思います。病にかかったときに医師を頼り，法的な問題が起こった時に弁護士に相談するのは恥ずかしいことではないでしょう。苦悩に苛まれたときにセラピストに対してありのままの心の世界を表現するのもリーズナブルなことです。ただし，心理的問題に取り組むときには，セラピストを媒体として，個々人の主体（自我）が心の深層ないし高層に存在する大いなる主体（真の自己）と対話しているかのように感じる人もいます。

　最後に，第8章で記されている二つの現代的なアプローチについて，ごく簡単に触れておきましょう。この章の［1］では綿貫愛子先生が「発達凸凹特性(注8)のある若者」を対象としたピアサポート事業「みつけばルーム」の活動について紹介し，［2］では加藤浩平先生が「ASDのある人を対象にした会話型ロールプレイングゲーム（TRPG）を通じた楽しいコミュニケーションの体験」を紹介しています。私には，これらの活動のなかにも，本書の各章で記載されてい

注8　自閉症児・者にみられる発達の凸凹については，山中康裕や杉山登志郎らの指摘がありますが，知能検査や発達検査の下位尺度間に有意な凸凹があることは，発達障害（とくにASD）の必要条件でも十分条件でもありません。WISC・WAIS日本版の刊行委員である大六一志は，放送大学の授業のなかでこのことを特に強調していました。考えてみれば，健常者においても諸能力間に有意な凸凹があるのは自然なことです。すべての尺度得点が平均値だという人などいないでしょう。

る種々のアプローチと驚くほど共通した要素があるように感じられます。とくに（ある枠組みの中ではありますが）自由な内界表現を許し，その表現に対してけっしてネガティブフィードバックを行わないというところが大切だと思います。

　ここでは，［１］のピアサポートについて一言述べておきましょう。古来から共通の苦悩を抱えた仲間が集まってそれぞれの体験談を語り合う集いは数多く実践されてきました。境遇が似ていると，互いに分かりあえる可能性も高まります。ただし，こうしたグループでは，特定のメンバーが独裁的な動きをしたり，他のメンバーも自分と全く同じ苦しみを味わっているはずだと誤解したり，自分より他のメンバーのほうが恵まれていると思ったり，単に「同病相憐れむ」という段階にとどまったりすると，メンバーに二次的な苦悩が生じることもあります。そうした危険性を回避するためには，俯瞰的な視座に立てる専門家とコンタクトを持つことや，外部からの参入者を積極的に受け入れるシステムを作ることがしばしば有益です。このルームでは，驚いたことに，一回２時間のワークショップが毎月15回前後開催されており，さまざまな領域の専門家が招かれたり，スタッフが講師になったりして，多様な知識や技能が披露されます。このようなルーム（ゆとり）は「単なる物理的居場所ではなく，心の拠り所となる関係性や安心感があり，ありのままの自分が受容される「心理的居場所」としても機能している」のでしょう。

　このことは，［２］の余暇の場における「コミュニケーションの体験」，すなわち「会話型ロールプレイングゲーム（TRPG）」の実践でも共通しています。ロールプレイは遊びの本質と関連します。とくに，他者を演じたり，自分を演じてもらったり，人形に自分を重ねたりすることは，あるいは鏡に映った自分と対話することは，自己意識を育むうえでとても有益でしょう。精神分析で言う「転移」は，無意識のロールプレイと言ってもよいかもしれませんし，クライエントの言ったことをそのまま繰り返す，ロジャーズの「反射　reflection」という技法も，そこから洞察が生まれる契機になりえます[注9]。

　このような試みでは，自己表現に対してネガティブなフィードバックがなされること（invalidation）がないように工夫する必要があります。とくに，自

注9　いわゆる，鏡映転移については，伊藤良子が1984年の論文などで詳しく論じています。アルヴァレズのクライエントがしきりに鏡を見ていたことが思い出されます。

閉症児・者のなかには，これまで周囲から非難されて傷つく経験を繰り返している人が多いので，この点は大切です。「どうしてそんなことをするの？」という質問はしばしば非難のように聞こえますし，「そろそろ，〇〇しない？」といった言葉かけでも，それまでしていたことが否定され，「〇〇しましょう」「〇〇しなさい」といった指示のように受け取られることがあるので注意が必要です。(村山正治 (2012) は自身の開発した事例検討法：PCAGIP でも，発表者を非難しないという原則を貫いています)。

　ちなみに，ASD者に質問するときには，主体表現よりも客体表現を求めるほうが「感心して聞ける」ように思います。ただし，彼らの表現はパターン化しやすいので，セラピストが聴いていて退屈してしまい，ときには，セッション中に眠くなることもありえます (アルヴァレズもそう言っていました)。しかし，たいていの自閉症児・者は，ある程度の関係性ができていると，たとえセラピストがうとうとしても，その場を立ち去りません。むしろ，こちらが緊張を解くことで，クライエントに安心感を与えることさえあるようです。

　このように心理療法には，しばしば遊びの精神 (ゆとりの時間) が必要です。昔の子どもたちは「よく遊び，よく学べ」と言われたものですが，現代では，学校をはじめとする教育・訓練機関では，競争原理・市場原理が貫かれ，お金にならない (お金を使わない) 遊びは，価値が認められにくくなっているのではないでしょうか。しかし，余暇や遊び，すなわち，ゆとりの時間や心を許せるやりとりが，傷ついた心を癒し人生を豊かにすることは間違いないと思います。心理療法のアプローチのなかには，既存社会への適応能力を向上させることを一義的に目指すのではなく，むしろ，セラピストや仲間との相互作用を介してQOLを高めようとする (さらに Spiritual Quality of Life：SQOL を醸成しようとする) 試みもあります。[2]のTRPGの活動は，まさにそのひとつでしょう。この活動のコンセプトは，「うまく話すことよりも，楽しく話すこと」だとされていますが，たいていのプレイセラピーでは，目標はうまく話すことでも楽しく話すことでもなく，むしろ，怒りや悲しみなどネガティブな感情を様々な媒体を通して表現できるようになることに置かれると思います。あるいは，愛情欲求や安全欲求などの基本的欲求があまりにも満たされなかったクライエントがその苦しみをセラピストにわかって (わかちあって) もらい，多少なりともその願いが代理的・代償的・象徴的に満たされることを通して，創造欲求，知的欲求，援助欲求，倫理的欲求など，より高次の欲求を満たそうとす

る動きが活性化し，主体が相互に歓びを与えあう共存共快関係が醸成されてい
くのではないでしょうか。たとえ，生まれた星が異なろうと，私たちは（アルヴァ
レズの言葉を借りると）"Live Company"になれるのです。

————————— 引用・参考文献 —————————

Alvarez, A.（1992）. *Live Company: Psychoanalytic psychotherapy with Autistic, Borderline and Abused children.* 千原雅代・中川純子・平井正三（訳）(2002). こころの再生を求めて—ポスト・クライン派による子どもの心理療法. 岩崎学術出版社.

American Psychiatric Association（2013）:*Diagnostic and Statistical Manual of Mental Disordres, Fifth Edition, DSM-5.* 日本精神神経学会.（監修），高橋三郎ほか（訳）(2013). DSM-5 精神疾患の診断統計マニュアル 医学書院.

Asay, T. P. & Lambert, M. J.（1999）. The empirical case for the common factors in therapy: Quantitative findings. In Hubble, M. A., Duncan, B. L. & Miller, S. D. (Eds.), The heart and soul of change: What works in therapy. American Psychological Association.

Axline, V.（1964）*Dibs: in search of Seif.* 岡本浜江（訳）(1972) 開かれた小さな扉—ある自閉児をめぐる愛の記録—. 日本リーダーズダイジェスト社*

Bettelheim, B.（1967）. *The Empty Fortress: Infantile Autism and the Birth of the Self.* 黒丸正四郎・岡田幸夫・花田雅憲・島田照三（訳）.（1968）うつろな砦（上・下）. みすず書房.

Cooper, M.（2008）. Essential Research Findings in Counselling and Psychotherapy: The Facts Are Friendly. SAGE Publications Ltd, London.

Copeland, J.（1973）. *For the Love of Ann.:The true story of an autistic child.* 高木誠一郎（訳）(1975). 愛の奇跡—自閉症から娘を救った感動の物語

平井信義（1977）. アスペルガーの「自閉的精神病質」について. In. 山中康裕（編）. 自閉症. 現代のエスプリ No.120, 至文堂. pp.47-53.

伊藤良子（1984）. 自閉症児の〈見ること〉の意味—身体イメージ獲得による象徴形成に向けて. 心理臨床学研究, 1, 44-56.

Kanner, L.（1971）. Follow-up Study of Eleven Autistic Children Originally Reported in 1943. Journal of autism and childhood schizophrenia. 1, 119-145.

川畑直人（監）(2019). 対人関係精神分析の心理臨床—我が国における訓練と実践の軌跡. 誠信書房.

倉光 修（1977）. 自閉性の改善された事例. 京都大学大学院心理教育相談室紀要, 4, 16-22.

倉光 修（1980）. 「自閉症」児との相互反応. 京都大学教育学部紀要, 26, 324-333.

倉光 修（2019）. 発達障害と心理療法. 大山泰宏・佐藤仁美（編）臨床心理面接特論Ⅱ—心理療法の世界—. 放送大学教育振興会. pp.11-27.

倉光 修（2000）. 自閉症児にプレイセラピーは無効か. 日本遊戯療法研究会（編）遊戯療法の研究. 誠信書房 68-84.

牧田清志（訳）.（1977）. レオカナー 情緒的接触の自閉的障害. In. 山中康裕（編）. 自閉症. 現代のエスプリ. 120, 22-46. 至文堂.

牧田清志（1977）．自閉症の予後．In. 山中康裕（編）．自閉症．現代のエスプリ．120, 198-207．至文堂．

村山正治・中田行重（2012）．新しい事例検討法 PCAGIP 入門：パーソン・センタード・アプローチの視点から．創元社．

中島正雄（2015）**．大学での学生相談Ⅱ　自閉症スペクトラム障害とアカデミックハラスメント．In　倉光 修（編）(2021) 学校臨床心理学・地域援助特論．放送大学教育振興会．pp.125-142．

中島由宇（2018）知的障碍をもつ人への心理療法 ―関係性のなかに立ち現れる"わたし"．日本評論社．

小沢勲***（1968）幼児自閉症論の再検討（1）―症状論について―．児童精神医学とその近接領域，9, 147-171．

Reid, S. (1999). *Catherine:The wind beneath my wings: the importance of hope in recovery from trauma.* In Alvarez, A & Reid, S. (eds.) Autism and Personality. 倉光 修（監訳）鵜飼奈津子・廣澤愛子・若佐美奈子（2006）．自閉症とパーソナリティ．創元社．

斎藤清二（2018）．総合臨床心理学原論―サイエンスとアートの融合のために．北大路書房．

Sheffer, E. (2018). *Asperger's children: The Origins of Autism in Nazi Vienna.* 山田美名（訳）(2019). アスペルガー博士とナチス．光文社

高森 明（2019）．「働くこと」からはみ出すために．In. 野尻英一・高瀬堅吉・松本卓也．〈自閉症学〉のすすめ：オーティズム・スタディーズの時代．ミネルヴァ書房．pp.23-28．

Tustin, F.(2008). *A significant element in the development of psychogenic autism.* (In) Barrows, K(eds.) Autism in Childhood and Autistic features in Adults: A Psychoanalytic Perspective. 平井正三（監訳）(2016)：自閉症スペクトラムの臨床―大人と子どもへの精神分析的アプローチ　岩崎学術出版社

Wing, L. (1981). Asperger's syndrome：A clinical account. *Psychological medicine* , 11. 115-129.

山中康裕（1976）．早期幼児自閉症の分裂病論とその治療論への試み．笠原嘉（編）分裂病の精神病理5．東京大学出版会．pp.147-192．

山中康裕（編）(1977)．自閉症．現代のエスプリNo.120，至文堂．

横井公一（2019）．関係精神分析の歴史的意義とその展開．In　川畑直人（監）(2019)．対人関係精神分析の心理臨床―我が国における訓練と実践の軌跡．誠信書房．pp.21-38．

＊　　　Axline, V. (1964) タイトルと訳者が同じ新訳が1987年に日本エディタスクール社から出版されています。

＊＊　　中島正雄(2015)は，同名のタイトルで，倉光 修（編）(2021)．学校臨床心理学特論．放送大学教育振興会．において改訂され，出版される予定です。

＊＊＊　小沢(澤)勲は，以下の論文で，1968・1969年の論文を批判的に再検討しています。
　　　　小澤 勲(1972)．小澤論文<幼児自閉症論の再検討>の自己批判的再検討．児童精神医学とその近接領域．13，54-62．

——— 第 2 章 ———

障害学生支援室における自閉スペクトラム症のある大学生への支援
──東京大学での取り組み

東京大学相談支援研究開発センター コミュニケーション・サポートルーム　川瀬英理

❶ 生徒・学生の発達障害

（1）小中学生を対象とした発達障害の疫学調査

　最初に，全国の小中学生を対象とした2012年の文部科学省による調査結果を示します。知的発達に遅れはないものの学習面や各行動面で著しい困難を示すと通常学級の担任教員が回答した児童生徒の割合は，6.5％でした。その中で，注意欠如多動症（Attention deficit hyperactivity disorder：以下ADHD）の部分的な特性を示す「多動性・衝動性」の問題を著しく示す生徒は3.1％，自閉スペクトラム症（Autism Spectrum Disorder：以下ASD）の特徴である「対人関係やこだわり等」の問題を著しく示す生徒は1.1％となっています。また，全国の小中学生22,529人の親を対象にした「ASDの割合（親評定）」の調査では，自閉症的行動特徴を量的に評価する対人応答性尺度，SRS（Social Responsiveness Scale）を用いて調査した結果，大学生を対象としたAQ（自閉症スペクトラム指数）による結果と同様に，連続性を示し，感度を高く拾うと，10.9％もの児童・生徒がASDの特性があることが報告されています（Kamio, 2013）。

（2）大学生，成人を対象とした発達障害の疫学調査

　日本学生支援機構が，毎年，全大学・短期大学・高等専門学生の障害のある学生の修学支援に関する実態調査があり，全校が回答しています（日本学生支援機構，2017）。調査結果とグラフは日本学生支援機構のホームページで閲覧可能です。ただし，このデータは，大学が把握している学生数になりますので，

外部の医療機関で何らかの障害の診断を受けても，その後学生が大学等に告知していない場合は含まれていません。調査結果を見ると「発達障害」は，2017年の時点では0.16％で，年々増加しています。また「精神障害」は「発達障害」よりも多くなっています。2015年から急に増えたように見えますが，それまで「その他」という項目に「精神障害」が含まれていたのですが，この年から「精神障害」という選択肢が独立したためです。

　発達障害のある大学生の頻度については，前述の調査によると，2017年は全国の大学，短期大学，高等専門学生3,198,451人のうち，大学側が把握している発達障害（限局性学習症（Specific learning disorder：以下SLD），ADHD，ASD，それらの重複）のある学生は5,174人で0.16％。診断書はないが配慮を行っている学生は3,191人で，合計8,365人（0.26％）です。繰り返しになりますが，この数は，障害者手帳を持っていますと報告して大学等が配慮している学生，もしくは健康診断などで大学等が把握している学生数になります。

　一方で，研究者による疫学調査では，日本の大学生1,050名を対象としたAQ（Autism-Spectrum Quotient）（若林ら，2004）を用いたスクリーニング調査において，ASDの診断との関連が指摘されている33点以上の男子学生は3.6％，女子学生は1.8％でした。また，渡辺ら（2016）の2,342名を対象とした調査では，3.1％でした。なお，ADHDの日本の成人対象の疫学調査では，2.09％（内山ら，2012）となっています。渡辺ら（2016）の研究におけるAQの得点分布（図2-1）では，数値の低い学生から高い学生まで正規分布を示し

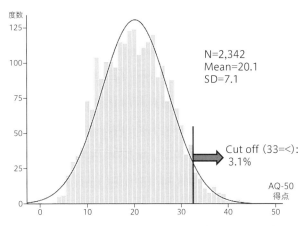

図2-1　大学生を対象としたAQの得点分布（渡辺ら，2016）

ており，平均が20点で，33点以上の学生は3.1％となっています。つまり，前述の日本学術支援機構による全大学を対象とした調査結果よりも多くの発達障害やその傾向のある学生の存在を示唆しています。また，その他さまざまな調査を見ても二極化・二分化しているわけではありません。このようなことからも，大学では，診断のあるなしに関わらず支援を提供することが多く，同時に，支援を受けていなくても，支援が必要な学生はさらに多いと考えられます。

　日本学生支援機構（2017）の調査では，発達障害（診断書有）の学生は5,174人で，全障害学生の16.6％を占め，発達障害特性との関係も大きいとされている精神障害の学生26.6％と合わせると，43.2％となります。以前は身体障害者の割合がほとんどで，物理的なバリアフリーなどの議論が主流でしたが，現在は，発達障害を含む精神障害のある学生に関する支援の議論が盛んとなっています。

❷ 大学における具体的な支援

（1）発達障害特性のある大学生の学生生活に関するよくある困りごと

　東京大学コミュニケーション・サポートルームを開設して8年（2018年12月のシンポジウム開催時点）になります。ここからは，日々の臨床や支援を行ったり，研究活動や他大学の障害学生支援をしている専門家と情報交換したりする中で出てきた，発達障害特性のある大学生の学生生活に関する課題を述べます。

　まず，修学上の課題ですが，大学の主に演習系の授業では，口頭発表が苦手なケースがあります。もともと人が恐く対人緊張が強いといった社交不安症や，大きい声が出せない[注1]，大勢の前だと話せない[注2]などのことが原因となります。加えて，グループワークで共同作業ができないといったことや，こだわりが強く他者からみると完璧主義で正答の無い記述式のレポート類が書けずに提出が困難になることがあります。また，大学受験までは目標が明確であったり，結

注1　社交不安症以外の理由でも，稀ですが発声することや発声された自分の声に強い違和感を抱くケースや，周囲に届くことを意識して声量を調整できないケースもあります。

注2　細部の正確さに意識が向くために，それらを曖昧にしたまま全体的な発言が，特にフォーマルな場でできなくなるケースがあります。社交不安症と類似していますが，病理は異なるため分けて記載しました。

果が数値化されたりすることで，興味や意欲が高かった学生が，大学入学後に，授業やテストの範囲だけでなく，評価基準もあいまいであること等から，勉強方法も不明確で，急に興味や意欲が失われてしまいます。期末テストでは，多くの学生はクラスの友達やサークルやアルバイト先の先輩から過去問を入手したり，わからないことを相談したりと，対人ネットワークを使って対策をしたりするのですが，それがないために対策ができなかったり，こだわりがあったりなどから，自分一人で勉強するべきだと考え，要領よく試験勉強ができずに，結果的に，単位取得ができなかったり，留年に至るケースもあります。

　また，実験や研究では，手先の不器用さ，マルチタスクの困難さ，自主的なテーマ設定や計画・実行等が困難，自分で何から手をつけたらいいのかわからずに先延ばしにする，要領よくできない等の問題も少なくありません。

　進学・就職などに関しては，自分は何事も要領よくできないとか，人と関わることが苦手という意識から，就職後にうまくやっていく自信が無く，まるで就職を回避するかのように卒業に必要な最後の単位がなかなか取れなくなってしまったり，消去法で大学院進学を選択したりすることも少なくありません。また，単位取得と就職活動が同時並行で進められなかったり，単位が取れていても就職活動ができなかったり，就職試験で不採用が続いてしまい，コミュニケーション・サポートルームを初めて利用する学生もいます。自分がやりたい仕事がわからない，やりたいことが見つからない問題も多くあります。今まではいわゆる偏差値といった明確な基準があり，先生や親など，周りの大人が具体的に勧めるので大学を決めることができていたのですが，就職においては，明確な選択基準はないだけでなく，周りの大人からも，急に「自分でやりたいことを見つけなさい」と言われ，「何をどのように決めたらいいかわからない」，「どこを受けたらいいかわからない」状態になります。

　さらに，人付き合いやアルバイトなどの経験も少ないことで，ガイドとなるロールモデルが不在となり，進路選択後のイメージも掴めないため，一人で決めることが難しかったりします。実際に採用試験の書類等を提出でき，就職試験に進めたとしても，大学受験とは選考基準が異なっていて，学力と同等か，学力以上にコミュニケーションの力が重視され，昨今多く行われているグループディカッションやインターンなどを用いた採用試験等で，不採用となる人も多く見られます。

　このような，修学上，就職活動等のさまざまな困難な課題から，抑うつ状態

や適応障害，衝動制御困難，感情コントロール困難といったメンタルヘルスの悪化につながることもあります。

（2）修学上の配慮が求められる根拠：さまざまな法律との関係

　修学上の配慮が求められる根拠ですが，発達障害者支援法（2005年）の「大学は発達障害者の障害の状態に応じ，適切な教育上の配慮をするものとする」，改正教育基本法（2016年）の「国及び地方公共団体は，障害のある者が，その障害の状態に応じ，十分な教育を受けられるよう，教育上必要な支援を講じなければならない」，改正障害者基本法（2011年），障害者権利条約（2014年に批准）では，「障害者が，差別なしに，かつ，他の者と平等に高等教育一般，職業訓練，成人教育及び生涯学習の機会を与えられることを確保する」など，さまざまな法律で教育に関する制定がなされました。最も注目された新しい法律としては，2015年4月に施行された「障害を理由とする差別の解消の推進に関する法律」，通称「障害者差別解消法」です。その第七条には「行政機関等は，障害者の権利利益を侵害することとならないよう，当該障害者の性別，年齢及び障害の状態に応じて社会的障壁の除去の実施について必要かつ合理的な配慮をしなければならない」と示されています。独立行政法人を含む「行政機関等（東京大学もこれに含まれます）」の場合は，この法律を守ることは，法的義務となっています。さらに，障害者雇用率が国家公務員で話題（注：2018年に8割以上の中央省庁などで障害者手帳などを確認せずに，障害者として雇用していた問題のこと）になっていましたが，社会人対象に，「障害者の雇用の促進等に関する法律」，通称「障害者雇用促進法」にも「合理的配慮の提供義務」に関する定めがあります。これらの法律が制定された頃から，大学における修学支援やその他の支援が盛んになってきました。その中でも，「障害者差別解消法」の「合理的配慮」に関して，「発達障害のある学生への修学支援」における議論が盛んに行われており，各大学で実績が積まれてきました。

　ここで，議論となることが，希望している配慮が「合理的配慮」にあたるかどうかです。「合理的」というあいまいな言葉が使われていることからも想像できますが，配慮が合理的かどうかの線引きは一律にはできない難しい問題です。この問題を考える上で，大事なポイントが3つあります。

　1つ目は，「その障害に起因する不適応への配慮か？」ということになります。例えば，実験ができないといったときに，その実験が本当に発達障害のよるも

のでできないのか，つまり，ADHDがあるから要領よくできないのか，ASD
でマニュアルに書いていない暗黙知の部分で自分が判断できないから実験がで
きないのかなど，まずは障害に起因することであれば，配慮の必要性があると
いえます。

　2つ目は，「その配慮が学術的要因（授業の本質）に抵触していないか？」で
すが，例えばその実験で，自分の手を動かして実験しないとその授業の本質を
学習できず，到達目標に及ばないとされてる場合，実験の見学だけをしてレポー
トを書く代替案は配慮の適当性を欠くということになります。これは，担当教
員だけでなく，専攻の判断が必要になることも少なくなく，複数の教員の会議
などで話し合われながら決められます。

　3つ目は「その配慮は，過度の負担（教員の労働や心理的負担や経済的な面
など）にならないか？」です。「過度」のとらえ方は，主観的なものが含まれる
場合があるので，判断が難しいところですが，例えば，教員が個別にずっとつ
きっきりでその学生の指導をしなければならない場合，教員自身の仕事ができ
なくなったり，ほかの学生の指導ができなくなったりなど，負担が大きくなり
ますし，その学生のために個別に教員を配置するなどでは，経済的にお金がと
てもかかってしまう場合などがあります。

（3）大学における授業支援と授業以外の支援

　日本学生支援機構（2017）の「大学における発達障害（診断有または診断無・
配慮有）学生に対する授業支援と授業以外の支援と実施校率」のデータ（表
2-1）によると，一番多い「授業支援」は「配慮依頼文書の配布」となっています。
これは「本人の障害やその特性によって，授業等でAの不具合があるので，B
やC等の配慮等を検討して下さい」という依頼を文書によって配布することです。
コミュニケーション・サポートルームでは，学生自身や教職員が，よりその学
生のことを理解したり，将来，学生が上手に自己主張できることを目指して，
当該学生もできるだけ同席する中で，教員や教務課の職員等に，具体的に障害
特性を説明して，合理的配慮の検討を依頼しています。

　2番目に多い「履修支援」は，履修科目を自分で選択できない学生に対して，
相談員が単位数やシラバスの確認を行ったり，教務課職員や科目担当教員から
より詳しい情報を入手して科目選択を支援したりするものです。もしくは障害
によって履修の優先登録を依頼し，検討してもらうこともあります。東京大学

の1限は8時半からですが，複数開講している必修科目が1限に自動的に割り振られると，「睡眠障害」等がある学生は，授業を欠席しがちになり，留年になってしまう学生がいます。その場合は，優先的に2限以降に割り振ることが，会議等によって，「合理的配慮」と認められれば，可能になることもあります。

　「学習指導，出席に対する配慮」は，「学習指導」については，自主的に教員の在籍する居室に授業の不明点を質問に行ったり，メールで尋ねたりすることは可能でも，コミュニケーションが困難であったり，緊張が強いなどで強いストレスがかかる場合などの場合，相談員との面談中にアポイントメントのメールを書き，その後，本人に付き添って教員に会いに行って，質問をするなどがあります。レポート課題などでは，「レポート課題の意図がわからない」，「レポートの書き方がわからない」等がよくある困りごとですが，それらの場合は，一般的な意見として，課題の意図を説明したり，レポートの書き方の書籍を一緒に探したり，図書館で実施されているレポート執筆方法のセミナーを紹介したりすることもあります。また，東京大学では語学や実験などで7割出席しないと単位がもらえない等の決まりが科目や教員ごとにあったりします。それが発達障害や精神障害によって出席できない，例えば社交不安症のためにディカッションが多い授業で行くのが怖くて仕方がない，具合が良い時と悪い時の波があって，偶然必修科目での欠席が続いてしまう。そのような場合，通学制の大学である以上，一般の学生と同じ出席率を単位取得の条件とするのか，それとも，欠席がプラス何回までであれば，レポートなどの代替課題で振り返られるのか，その科目の「学術的本質」を決めている教員に投げかけ，考えてもらっています。過去には，1回までであれば別の課題に振り替えられるとされた科目，実験のビデオ撮影を見て，レポートを書くことで単位取得を可能とされた科目，プレゼンテーションが困難な学生に対して自室で撮影して動画を代替課題として許可された科目等がありました。

　「提出期限の延長」は，レポート課題の提出期限が複数重なったり，期末テストと重なることも多いため，比較的多く行われてきた配慮の一つです。レポート課題は，正解がないことだけでなく，与えられたある程度大きな枠組みのテーマから，具体的なテーマ設定をし，さらに，テーマに関連した複数の情報から，重要な事柄を素早く自分で取捨選択し，まとめることが必要とされます。つまり，ASDの特性のある人が苦手な要素がたくさん含まれています。さらに出来栄えにもこだわることが多いASDの特性上，大変難しい課題です。ADHD

表2-1「大学」における発達障害（診断有または診断無・配慮有）学生に対する授業支援と
授業以外の支援と実施校率
（日本学生支援機構，2017よりデータ抜粋）

授業支援	実施校率(%)	授業以外の支援	実施校率(%)
配慮依頼文書の配布	58.9	専門家によるカウンセリング	69.9
履修支援	43.7	対人関係配慮	47.6
学習指導	36.2	自己管理指導	46.1
出席に関する配慮	35.2	居場所の確保	35.0
授業内容の代替，提出期限延長等	31.3	就職支援情報の提供，支援機関の紹介	37.4
講義に関する配慮	30.7	キャリア教育	32.9
注意事項等文書伝達	26.6	医療機関との連携	33.7
教室内座席配慮	25.0	就職先の開拓，就職活動支援	29.7
実技・実習配慮	23.2	障害学生向け求人情報の提供	25.0
試験時間延長・別室受験	20.1	個別支援情報の収集	21.7

＊実施校率＝各支援実施校数÷支援発達障害（診断有）学生又は発達障害（診断無・配慮有）学生が1人以
　上在籍する学校数

の特性とレポートの関係では，筆記試験であれば，会場に居るだけで周囲の雰囲気の後押しもあって集中して受験できる場合も多いですが，比較的長い期間の中で，自主的に計画・実行しなければならないため，先延ばしになってしまい，提出期限に間に合わないといった問題が起こります。

「授業以外の支援」については，「専門家によるカウンセリングや対人関係配慮」があります。例えば先生方に上記の修学支援関係の配慮依頼を出す際に，教職員に「大学生なら自分で言いなさい」と一般論で言われることがありますが，「コミュニケーションが困難」である場合は，「コミュニケーションの仲介」も私たちの大事な仕事になっています。また，研究室等の閉鎖的なコミュニティの場合，孤立してしまうことや，ときにいじめやハラスメント問題が発生することもあり，それらの問題解決を，研究室の指導教員や学内のハラスメント相談所と共同して行うこともあります。同じ特性を持っている学生同士が自分の特性の話をしたり，リラックスしたりするような居場所を提供する大学もあります。

発達障害の診断種別ごとの卒業率を示します（表2-2）。ADHDの卒業率は，かなり低い数字になっています。ADHDのある学生を担当していると，スケ

ジュール通りに行動することが困難であることから，授業への出席，テストやレポートによる単位取得が難しかったり，また不注意の特性から，取得単位の計算ミスをしたり，必修の履修届を忘れたり，テストの日程や提出期限を勘違いする等により，単位がうまくとれないといった場面に出会うことが少なくありません。これらのことが原因となり，ADHDのある学生は，卒業率が低いと考えられます。

　次に，「障害学生支援に対する体制」に関する調査結果を紹介します（表2-3）。障害学生支援に対して「就職支援やキャリア支援」を実施している学校は68.2%です。続いて，「学外研修への教職員派遣」が62.8%，「不当な差別的取り扱いやハラスメント防止の取り組み」が55.1%，「支援情報の公開」が50%，「合理的配慮の提供を推進するための取り組み」が46.7%です。その中の，「就職支援やキャリア支援」に関する「発達障害のある学生の卒業率・就職率の状況」（図2-2）を見ると，身体に障害のある学生では，「内部障害等」の障害種別の学生は，就職希望者の約93%が就職しています。その他の身体の障害も「全盲」の学生57%，「言語障害」の学生67%を除き，おおむね7〜9割の就職率になっています。一方で，発達障害のある学生は，まず，卒業率から低く，この（図2-2）のデータでは，最高年次学生963人中648人しか卒業できていません。また，就職希望していた人は437人ですが，そのうち258人しか就職できていない，つまり就職率は約59%です。発達障害の障害種別では，最も低いのが「SLD」で約52%，次に「ASD」で約57%，「ADHD」は約65%でした。最近の就職試験では面接重視になっているため，人付き合いが苦手なASDのある学生の就職が難しいと考えています。比較として，精神障害のある学生を見ると，就職率は73%で，最も低い就職率の「統合失調症」でも59%の就職率があります。発達障害のある学生の就職は，かなり困難であることがわかります。

❸ 東京大学における発達障害のある学生への支援の実際

（1）東京大学コミュニケーション・サポートルーム開室経緯と位置づけ

　先ほど設立8年と申し上げましたが，東京大学コミュニケーション・サポートルームの設立は，2005年4月に発達障害法支援法が施行されたことがきっ

表2-2　発達障害種別に対する卒業率　（日本学生支援機構，2017）からデータ抜粋

大学のみ		平成28年度 最高年次障害学生数	うち平成28年度 卒業生数	卒業率（%）
診断有	限局性学習障害（SLD）	27	21	77.8
	注意欠如・多動性障害（ADHD）	171	93	54.4
	自閉スペクトラム障害（ASD）	544	366	67.3
	重複	112	69	61.6
	小計	854	549	64.3
診断無配慮有	限局性学習障害（SLD）	28	22	78.6
	注意欠如・多動性障害（ADHD）	183	108	59.0
	自閉スペクトラム障害（ASD）	484	337	69.6
	区分不明	284	222	78.2
	小計	979	689	70.4

表2-3　障害学生支援に対する体制　（日本学生支援機構，2017）からデータ抜粋

活動・取組実施状況	実施率（%）
就職支援やキャリア支援	68.2
学外研修への教職員派遣	62.8
不当な差別的取り扱いやハラスメント防止の取り組み	55.1
支援情報の公開	50.0
合理的配慮の提供を推進するための取り組み	46.7
学外機関との連携	42.4
学内研修	41.9
障害学生支援等に関する講義	36.5
相談対応・懇親会等	35.4

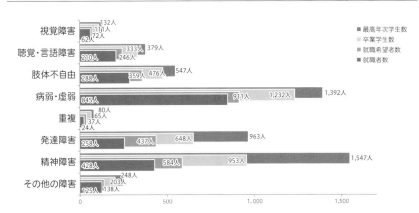

図2-2　平成29年度（2017年度）障害学生の卒業及び就職の状況（日本学生支援機構，2017）

かけでした。この法律では，「大学および高等専門学校において適切な教育上の配慮を行うこと」と明文化され，社会全体を見ても発達障害への認識や理解が深まり，ニーズの多様さや高度化が求められるようになりました。そこで，東京大学では，2010年10月に支援対象の発達障害者を対象に，診断の有無に関わらず，発達障害に特化した相談室兼支援室であるコミュニケーション・サポートルームを設置することで，より高度で専門的な相談や支援を行うことを目指しました。

東京大学学生相談ネットワーク本部（2019年より，「相談支援研究開発センター」に改組）の中に「コミュニケーション・サポートルーム」があり，ここには「学生相談所」や「精神保健支援室（保健センター精神科）」などが設置されています。さらに教務系の経験のある職員が予約なしで気軽に相談を受ける「なんでも相談コーナー」もあります。また，学生同士が支え合うということで「ピアサポートルーム」，留学生支援室も設置されています。また，他の学内の各部局（学部等）相談・支援室などもあります。身体障害のある学生に対する修学支援は主に，「バリアフリー支援室」で行っています。発達障害や精神障害のある学生の修学支援をコミュニケーション・サポートルームや保健センター精神科が主体で実施する中で，対応が難しい場合には「バリアフリー支援室」と協力しながら支援をしています。その他にも，キャリアサポート室やハラスメント相談所などがあり，連携をしています。コミュニケーション・サポートルームだけでなく，これらの学内の医療・相談施設や時に学外の医療機関を複数利用しながら，大学生活を送る学生が多くいます。

（2）コミュニケーション・サポートルームの運営と利用状況

コミュニケーション・サポートルームの構成員（2018年度）を紹介します。保健センター精神科室長との兼務の発達障害の専門医が室長です。その他心理士3名が在籍し，うち2名が常勤です。学生数は約27,000人に対して，合計4名の相談員の活動日数は1週間で13.5日になります。開室時は，室長と心理士2名で活動を開始しましたが，特に「障害者差別解消法」の「合理的配慮」が制度化された頃から需要が増え，徐々に相談員の数が増員され，今に至ります。なお，本郷キャンパスだけでなく，駒場キャンパスや柏キャンパスでも活動しています。毎年の延べ相談件数は約3,000件となっています。

次に，ぜひ紹介したいのが，集中学習室です（図2-3）。パーティションで区

切った机と椅子の学習スペースが作られ，コミュニケーション・サポートルームの利用者はいつでも使えるようになっています。工夫ポイントとしてはパーティションがある点と，座席の後ろ側の壁がガラス張りになっていて，相談員が常駐している事務室から見えるようになっていて，緩やかな監視がされることです。図書館などでは知らない人ばかりで，つい遊んでしまったり，一人だとなかなか集中できなくても，知っている人がなんとなく見ているという状況では，適度な緊張感があり，集中しやすい人が多いため，このような設定にしています。

　コミュニケーション・サポートルームの利用経緯としては，「他の相談・医療施設からの紹介」が最も多く44％，次に「本人自身」が利用を希望する割合42％，「保護者からの勧め」が8％，「教職員からの勧め」が4％です（図2-4）。ちなみに，他大学の発達障害支援に関わっている専門家から，コミュニケーション・サポートルームは「本人自身」での利用割合が多いと指摘されることが時々あります。初回面談時は，利用方法などを伝えたり，困りごとを聞いたり，簡易的な心理検査などを実施しています。初回利用の最も多い主な相談内容は，「コミュニケーションや人付き合い」が30％，次いで，「発達障害の評価」が29％，「研究」，「進路・就職関係」がそれぞれ10％，「単位取得困難」が8％，「不登校」が4％，「その他」9％でした。「その他」のうち43％が「不注意，スケジューリング困難等の相談」でした（図2-5）。しかしながら，ほとんどの困り

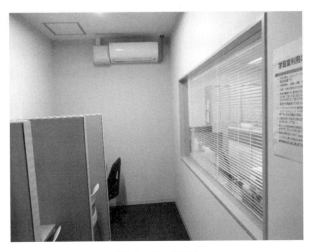

図2-3　集中学習室

ごとは，「コミュニケーションや人付き合い」が関係していて，「発達障害やその特性」に起因していることが多いようです。そのため，これらの困りごとを複数持っていたり，研究や就職活動の時期となって，新しい困りごとがさらに発生することが少なくありません。

　利用継続期間としては，「１回の相談」で終了する学生が14%，「２～３か月未満」の利用が26%，「３～６か月未満」が12%，「６か月以上」が48%でした。１回で利用を終了する学生の多くが，生活自体は何とか多くの学生と同じよう

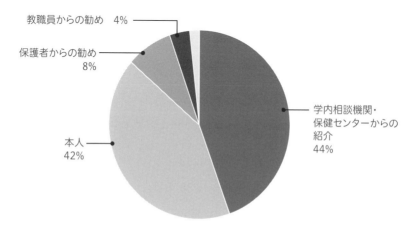

図2-4　利用経緯（平成23年度～29年度平均値）

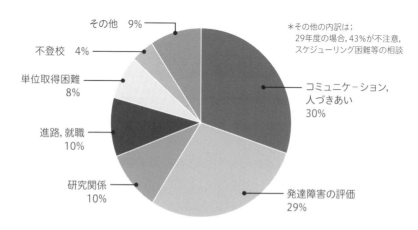

図2-5　初回相談理由（平成24年度～29年度平均値）

に過ごしているが，「自分は発達障害かもしれない」と，以前から気になっていた人が多く，自己記入式の検査をしたり，現在の困りごとの聴取をして，発達障害の見地から簡易的な評価やアドバイスをすることで，「気持ちが少し楽になった」と話して帰ります。困ったことが起きたら，いつでも気軽に利用するように話しておくことで，多少なりとも安心して過ごせるのではと思っています。その後，就職活動や自分と相性の悪い人の出現等で，再利用する人も一部います。一方で，利用者の約半数は，6カ月以上継続して利用しています。この学生たちは修学や就職活動でうまくいかずに困っていることがほとんどで，卒業まで利用することが多いです。主なサポート内容として，カウンセリングによって精神面でのフォローをしながら，検査や生活歴の聴取等によって情報を収集し，発達障害の見地から自己理解を深めたり，発達障害やその特性についての話をします。また，スケジュール管理，忘れ物や不注意，コミュニケーションスキルについても，本人が希望したり，相談員がスキル獲得やコーチングが必要と判断した場合は，これらのスキルを完全に身に着けることの限界を示しつつ，これらの身に着け方の説明や練習をして行動形成に向けて共同で取り組みます。

　さらに，指導教員や教科担当の教員，部局などに特性を説明し具体的で適切な支援や配慮が得られるようにする修学支援や，進路・就職支援，関係機関の紹介や連携などのサポートも行っています。上記に関して，本人自身の工夫等でできる可能性があることを再度まとめて示します。なお，ここで可能性と書いたのは，障害のレベルに応じた方法があってもできないこともももちろんあるからです。

　1つ目は，「自分の特性を理解して，必要なスキルを身につける」ことです。例えば，マナーの本を読んで人付き合いのマナーや，整理整頓のコツに関する本を読むことで情報を得て，どうしたらコミュニケーションをとることができるのが話したりします。また，遅刻してしまう人や忘れ物をしてしまう人，スケジュールを忘れてしまうという人には，どうしてそうなるのか丁寧に聞くことで，自分でどうやったらできるのかの実現可能性の高い工夫方法を考えて，それが身につくまで一緒に考えていったりします。

　2つ目に，「自分の適性に合った環境を自分で選択，調整する」ことです。たとえば，選択科目の選択，研究室や研究テーマ選んだり，一人暮らしでうまくいかない場合，少し遠くても実家から通学したり，母などに同居してもらう

等で住居環境を変えるという選択したり，進路選択や就職先の選択などにおいて，自分の適職を見つけること等が，これにあたります。全体の能力が平均的であれば，どのような環境にも適応しやすいのですが，能力に凸凹がある発達障害のある人は，自分の特性に適した環境に身を置くことが大変重要になってきます。

　3つ目に，「支援を周りの人に求めることができる」ことも重要です。修学支援での「合理的配慮」を受ける場合や障害者雇用枠での就職試験を受ける際には，教職員との履修相談や，面接等で自分の障害特性やどのような支援や配慮を受ければうまくいくかを説明しなければなりません。高校生までや，大学での支援を受ける最初の段階では，支援者や専門家が本人に代わり支援を周りの人に求めることが多いのですが，障害の内容やレベルによって，可能な範囲で自分自身でできるようにすることで，その後の人生において，少しでも生きやすくなるため，できるところまで自分でできるように，学生の間に話し合って，実施しています。

　2013年度から2017年度の年度末時点で調査している「転帰」ですが，年度末の時点で来年度も「継続利用」することになった学生が37.3％，年度中に「支援終了」は32.4％，年度中に「別機関（医療機関等）を紹介」するケースは14.6％，「卒業」9.6％，「退学2.8％」でした。

（3）東京大学コミュニケーション・サポートルームにおける支援の実際

　まず，「授業支援」についてです。利用学生における修学支援の割合は，「障害者差別解消法」の施行直前の2015年度から上昇し，約30％で経過しています。コミュニケーション・サポートルームが関わって行われている修学支援を，日本学生支援機構の修学支援の調査項目から挙げると，実技・実習配慮，配慮依頼文書送付，出席に関する配慮（遅刻，欠席，一時退席），学習指導（補修，レポート，定期試験等）などになります（表2-4）。身体に障害のある学生に対する支援も想定して作られている内容なので，実施されていない配慮もありますが，おそらく聴覚障害のために項目が作られたマイク使用などは，発達障害や社交不安症のある学生が，緊張や不安から，大きい声が出せないために，プレゼンテーションの実施の際に，配慮依頼を出すことで，マイクの使用が許可されることもあります。

表2-4　東京大学コミュニケーション・サポートルームが関わっている授業にかかわる支援
　　　　（修学支援）〜日本学生支援機構（2017）の調査項目より

現時点までに 実施された配慮	実技・実習配慮
	配慮依頼文書送付
	出席に関する配慮（遅刻, 欠席, 一時退席）
	学習指導（補習, レポート, 定期試験等）
	授業内容の代替, 提出期限延長等
	履修登録支援（優先登録, 登録補助）
	チューター又はティーチング・アシスタントの活用
	学外実習, フィールドワーク配慮
	試験時間延長・別室受験
	解答方法配慮
	パソコンの持込使用許可
	注意事項等文書伝達
実施されていない 配慮	講義の配慮（録音, 撮影）許可
	使用教室配慮
	教室内座席配慮
	FM補聴器／マイク使用（※学生の発表には使用）
	専用机・イス・スペース確保
	読み上げソフト使用

　実際の「合理的配慮」を求める流れとしては, 現時点では, 最初から自分で担当教員や教務課等に配慮を直接依頼することができる学生は少ないため, 日常の面談において, 本人の困りごとを相談員が聴き取った中で,「障害特性」やその科目の「学術的本質」から, 相談員が配慮の可能性を考え, 配慮依頼の希望を聞きます。特にASDの場合, 自分自身の困りごとを把握することも難しい人も含まれます。それができても, 何らかの配慮が得られるかを自身で考えることや, それを周りの大人（教職員）に自主的に伝えていくことは, 大変難しいことです。そのため, 相談員が, 学生本人の権利が主張できるように支援します。つまり,「この場合は, 〜といった配慮が受けられるかもしれないので, 部局（学部等）に配慮を希望してみますか？」と問いかけ, その配慮希望をすること, 配慮が得られた場合のメリット, デメリット等を説明します。意思決定が苦手な学生も多いため, その場合は, 家族と相談してもらったり, 家族に面談に出席してもらい, 配慮希望の有無を最終的に決定してもらいます。

そして，希望があれば，配慮依頼文書を作成して，提出するということになります。その際，発達障害や精神障害は判断が難しいところもあるので，診断書を求められることもあります。そして，科目によりますが，担当教員だけの裁量で配慮が得られる場合と，学科や専攻などの会議等で，配慮の妥当性の有無が検討される場合もあります。

　身体障害のある学生に対する合理的配慮と異なり，困りごとも，環境が変わる，つまり新しい科目や課題に直面することで，その都度困りごとができることもあり，また，本人や相談員が学期の初めにはその困りごとが起きると想定していなかったり，学期途中で本人の精神的不調が起きる場合があり，さらには，自分から困りごとを相談することが困難なだけでなく，困りごとを把握することが困難な特性があるため，授業開始後も，毎週面談を行い，履修科目や取り組んでいる活動に関する想定される困りごとなどの具体的な質問をし，困りごとがあれば，その都度調整を行っています。また，配慮依頼文書を作成するときには，本人にもできるだけ関わってもらいます。最初は，相談員が作成しますが，その確認は本人や家族にしてもらうことで，自己理解や周りの人への配慮の求め方を学んでもらいます。このような積み重ねで，大学4年時に研究室配属された際や，就職活動のときには，自分で自分の障害を説明でき，得たい配慮についても本人が説明できるようになることを目指します。

　修学支援の具体例としては，「瞬時の状況判断が必要とされるディスカッションが困難」であれば，ディスカッションが全くできない時に叱咤激励するのではなく，考える時間を取ることのできる「ミニレポート」の提出等で代替を検討してもらったり，「長期的に計画的に行う課題が困難」であれば，授業ごとに個別に担当教員に進捗状況の確認をしてもらい，次の授業までに可能な短期的な課題を教員に提示してもらうなどの配慮を得ることもあります。

　また，レポートなどの「テーマが決められない」，「自由課題の意図がわからない」等で，先延ばししていたり，書けないといった問題も比較的多くみられます。定期面談によって，問題の特定がされた後，担当教員への相談方法を面談で話し合ったり，一緒に文面を考え，本人名義で教員にメールを送信することで，教員からアプローチがあり，解決することもあります。担当教員に自主的に相談できれば，「合理的配慮」といった範疇ではなく，自然に，「教育的配慮」や「指導の配慮」を得ることもあります。しかしながら，本人が頑張って相談しても，「テーマを考えることも含めて，レポートである」，「自分で考えるよ

うに」とだけ言われてしまうことがあります。その際は，学生の障害特性を説明し，配慮依頼をするといった「合理的配慮」の依頼が必要となります。

　卒業研究などの指導教員の裁量が大きい科目に関しては，担当教員と，できる限り学生本人も同席の上で面談し，最初は相談員や本人から障害特性を説明し，困りごとを話し，その配慮例として，教員に個別指導をしてもらうことで，本人の興味のあるテーマを教員がある程度提示したり，テーマを複数提示した中から本人が選択するなどの配慮が必要となることがあります。しかしながら，これは，「卒業論文」や「修士論文」，時には「博士論文」に及ぶこともあり，「研究」の学術的本質に，「テーマを自分で探す」ことが含まれていると考える学部（研究科）や教員も少なくなく，「合理的配慮」を得ることが難しいこともあります。発達障害は，「学力」との関係が大きく，発達障害のある学生に対する「合理的配慮」の難しさは，常に課題となっています。

　これまで述べてきた「修学支援」には，教職員の理解が重要であるため，啓発活動をしています。コミュニケーション・サポートルームが所属している「相談支援研究開発センター」が教職員向けのメールマガジンを作成し，「発達障害」，「ASD学生に対する教職員の関わり方」等の情報を提供しています。また，教授会などの会議に出向き，教職員向けの研修も行っています。ただ，最も効果的だと感じることは，その教職員の担当学生を通して，その都度説明して理解を得て経験するといった草の根活動的なことです。また，発達障害のある学生に関する相談を，教職員や保護者から受けたり，本人により効果的な支援を行う目的で，本人の同意を得て，教職員や保護者から本人に関する情報収集を行うことも少なくありません。これらのことから，学生本人の相談だけでなく，教職員や保護者の方との面談も増加しています。特に，教職員に関してはメール相談が増えています。これは，「合理的配慮」が増加し，教職員との連携・調整が密になってきたことに起因しています。

　「授業以外の支援」は，先ほども挙げた専門家によるカウンセリング，自己管理指導（スケジュール管理等），対人関係配慮（対人スキル，トラブル対応等），医療機関との連携，キャリア教育や就職活動支援などがあります（表2-5）。

（4）東京大学コミュニケーション・サポートルームにおける就労支援

　ここでは，上記の「授業以外の支援」の中の，就労支援に焦点を当てます。5年ほど前までは，発達障害やコミュニケーションの苦手さを開示した学生を

表2-5　東京大学コミュニケーション・サポートルームが関わっている授業以外の支援
〜日本学生支援機構(2017)の調査項目より

現時点までに 実施された配慮	専門家によるカウンセリング
	自己管理指導(スケジュール管理等)
	対人関係配慮(対人スキル,トラブル対応等)
	医療機関との連携
	個別支援情報の収集(出身校との連携等)
	情報取得支援(行事案内,休講情報等)
	休憩室・治療室の確保等
	居場所の確保
	日常生活支援(食事,入浴,睡眠等)
	キャリア教育(障害理解,職業適性の把握等)
	障害学生向け求人情報の提供
	就職支援情報の提供,支援機関の紹介
	インターンシップ先の開拓
	就職先の開拓,就職活動支援
実施されていない 配慮	通学支援
	生活介助(体位変換,食事,トイレ等)
	介助者の入溝,入室許可
	医療機器,薬剤の保管等

受け入れるインターンシップ先を探すことは難しかったのですが，最近では受け入れている企業が決して多くはありませんが存在しています。そのため，説明会と変わらない受け身のインターンシップしか参加できなかった学生が，実際に仕事を経験したり，有給のインターンシップに参加できるようになっています。

　コミュニケーション・サポートルームの利用学生における就労支援の割合は(2014年度)，一般の就職活動の支援を含めて30.6％でした。障害者雇用枠も視野に入れ，ハローワークなど外部の就労機関と連携しながら就労支援を受けている学生が，全利用者の4.4％，就労支援を受けている学生の21％になります(綱島ら，2018)。そのうち，精神障害者保健福祉手帳を取得して，就職活動している学生は71％で，その中の55％が，実際に「障害者雇用」枠での就職をし，未定の学生はいませんでした。しかしながら，「障害者雇用」に対する本人の拒否感が強く，手帳を取得せずに就職活動をした残りの29％の学生の卒業後の転帰は，50％は一般就職しましたがが，17％が未定のまま卒業とな

りました。どちらも，「就労移行支援事業所」につながった学生が30％を超え，コミュニケーション・サポートルーム利用学生の卒業後の大きな受け皿になっています。

　就労支援の実際としては，就職活動のスケジュールの把握・管理，業種・職種選択の意思決定支援，エントリーシートや面接対策，不採用になった際の精神的ケアなどがあります。なかなか就職が決まらない学生に対しては，「障害者雇用」に関する情報提供と支援，相談機関や，インターンの紹介を行っています。また，就職後想定されるストレスに対するストレスマネジメントなども実施しています。

（5）支援を行う中で最も大切にしている基本的姿勢

　ここまで述べてきたことを各種の精神療法や心理療法に当てはめるのであれば，周囲への理解を受けられるように自己理解や自己主張の方法をガイダンスしたり，環境調整が自分でできるようにしたり，修学支援や就労支援等を行う等は，いわゆる「行動療法的アプローチ」です。しかしながら，「行動療法」にも重要とされている，「カウンセリングマインド」や「精神療法的アプローチ」が，それ以上に重要であることを忘れないように常に心がけています。私たちが対象としている学生は，大学入学までは，目の前の大学入試といった大きな課題に取り組むことで，漠然とした不安から何とか目を背けてきた学生が，大学生活が始まり，さまざまな困難に直面しています。「入試に関する学力」が優れていた彼らにとって，突然，発達障害の特性により，大きな壁が目の前に立ちはだかり，自分の理想，ときに決して高くない理想ですら，叶えることができなくなることがあります。入学後は，多くの人と同じ感性やコミュニケーション方法，状況判断，想像力，推論する力等，その人の「努力」ではどうにもならないことを求められます。その事実を受け容れることは容易ではなく，ときに「抑うつ状態」や「希死念慮」につながるほど悩み苦しむことも少なくありません。この辛い時間を少しでも減らすことができるように，「発達障害」のある学生と呼ぶことの抵抗を忘れずに，また，たまたまマイノリティ側であっただけで，マジョリティに囲まれた社会での生きにくさや脅威から，少しでも学生を守れるように，彼らの尊厳を大切にしながら，日々の相談活動や支援を行いたいと常に思っています。

──────── **引用・参考文献** ────────

Kamio, Y., Inada, N., Moriwaki, A., Kuroda, M., Koyama, T., Tsujii, H. Kawakubo, H., Kuwabara, K., Tsuchiya, J., Uno, Y., & Constantino, J. N. (2013) Quantitative autistic traits ascertained in a national survey of 22529 Japanese schoolchildren. Acta Psychiatrica Scandinavica, 128, 45-53.

文部科学省（2012）通常の学級に在籍する発達障害の可能性のある特別な教育的支援を必要とする児童生徒に関する調査結果について．https://www.mext.go.jp/a_menu/shotou/tokubetu/material/1328729.htm,（参照2020 -1-2）.

日本学生支援機構（JASSO）(2017) 平成29年度（2017年度）障害のある学生の修学支援に関する実態調査報告書．https://www.jasso.go.jp/gakusei/tokubetsu_shien/chosa_kenkyu/chosa/2017.html,（参照2019-12-4）.

綱島三恵，川瀬英理，島田隆史，佐々木司，渡邉慶一郎（2018）大学相談機関における就労支援の現状 CAMPUS HEALTH，55，332-333.

内山 敏，大西将史，中村和彦，竹林淳和，二宮貴至，鈴木勝昭，辻井正次，森 則夫（2012）日本における成人期ADHDの疫学調査：成人期ADHDの有病率について．子どものこころと脳の発達．3：34-42,

若林明雄，Baron-Cohen,S., Wheelwright S.（2004）自閉症スペクトラム指数（AQ）日本語版の標準化：高機能臨床群と健常成人による検討．心理学研究 75：78-84,

渡邉慶一郎，苗村育郎，布施泰子ら（2016）大学生を対象にした発達障害に関する質問紙調査の解析　全国大学メンタルヘルス研究会報告書37：76-85.

第3章

サイコドラマの視点からの自閉スペクトラム症のある人へのアプローチ

さっぽろ駅前クリニック　横山太範

❶ はじめに

　大学院にいた頃は，東大病院の精神科で4年間サイコドラマの研究をして，学位をいただきました。その頃はまだ発達障害という言葉をほとんど知らなくて，統合失調症の患者さんとパーソナリティ障害の患者さんにどうやってサイコドラマを提供したらいいのか，そしてどんなグループプロセスが患者さんの治癒に効果を示すのかという研究を4年間やらせていただいて，大学院を卒業しました。

　まさか自分がクリニックを始めて，そのクリニックで発達障害の患者さんにサイコドラマを使うようになるとは思っていなかったんですが，大変手応えを得ています。それを紹介したいと思っています。

　さっぽろ駅前クリニック（以下，当院）は2005年に開院して，最初は外来でうつ病休職者の復職支援をやっていました。その後，北海道リワークプラザというデイケアを作りました。ちなみにリワークというのは復職を意味する厚労省が作った造語です。うつで休職している人の支援をしていると，長期間化する難治な事例に発達障害の傾向がしばしば見られたので，2011年からは，ソーシャルスキルトレーニング（SST）とサイコドラマを組み合わせた発達障害者向けの専門プログラムを開始しました。

　そのプログラムの結果がなかなか良好だったので，2015年からは発達障害者専門外来を設立して，発達障害者の就労支援デイケアとして，北海道ワークサポートプラザを開設しました。発達障害者の支援を始めてみると，ひきこもり問題と切り離せないということがわかってきたので，2016年からはひきこもり支援と往診・訪問看護を開始しました。2018年の春からは通院が困難な

患者さんのために，家まで迎えに行ったり訪問したりといった治療・支援の方法を模索中です。

❷ サイコドラマとは

　サイコドラマといっても皆さん，ご存じないかと思います。サイコドラマとは，ルーマニア出身の精神科医ヤコブ・モレノが始めた演劇的技法を用いた集団精神療法です。

　例えば，妻との関係で悩んでいる男性の患者さんがいたとします。その患者さんが「妻が私を叩くのです」と訴えた場合に，皆さんはどのように叩かれたと考えますか？　握り拳で顔を思いっきり殴られたのか，手のひらで頬を打たれたのか，軽く叩かれたのか，叩かれたのは顔なのか体なのか，どこをどのように叩かれたのかは，叩かれた本人でなければわかりませんよね。そこで，言葉で説明してもらうかわりに，どのように叩かれたのか，やって見せてくださいとお願いします。実際に場面を再現してもらうと一目でわかります。

　患者さんには妻の役を取ってもらい，妻になり切って，どのように相手を叩くのかをお芝居で表現してもらう。そのとき，なんと言ったのか，その後どういう行動をとったのかを確認しながら，ドラマを作って場面を再現していきます。いわゆるその場でどんどん作っていく即興劇です。

　治療を受けに来た患者さんが語る内容を再現しながらどんどん即興劇を作っていきます。中心となる患者さんのことをサイコドラマでは主役と呼びます。今日の主役をやりたい人はいますか？と呼びかけて，主役を選びます。また，主役にインタビューをしたり，場面の展開を指示したりする治療者のことを監督と呼びます。ディレクターと呼んだりもします。

　主役以外にも多くの患者さんがその場に参加して，即興劇を作っていきます。妻役をやってもらったり，時には本人役を誰かにやってもらったりして，本人が外から自分と妻との関係を見たりするんですね。様々な役割を劇の中で，その他の患者さんもとることになります。

　サイコドラマには，役割交換技法とミラー技法という重要な技法があります（磯田，2013；高良，2013）。役割交換技法は，場面の中で妻と自分の役割を交換して，妻になりきって演じることです。状況を知ることが一番の目的ですが，そうすることで妻の立場や気持ちを理解していきます。他の参加者も主役

から頼まれたら役を演じるのですが，そうすることによって，その登場人物の行動や考え方などを理解し，普段の自分では思いもよらなかった経験が得られます。一人のためのサイコドラマではありますが，周りの人もいろんな経験を積んでいけるわけです。

　ミラー技法では，他の患者さんに自分の役を演じてもらい，それを見ます。普段自分自身がどんなふうに振る舞っているのか，例えば妻に殴られているといってもどう殴られているのかは見たことはないですよね。劇の中で誰かに自分役をやってもらって，妻と自分のやりとりを，主役に外から見てもらいます。すると，妻が思わず叩きたくなってしまう自分の姿を見て，主役の頭の中にいろんな思いが浮かんできます。こんなふうに弱々しかったら，叩きたくなるよなとか，あんな感じだったら叩くのが面白くなってきてしまうなとか気づいてくるわけです。

　このように自らの力で気づきを得ることがサイコドラマのメリットです。1つの場面が完成し，内容が確認できたら次の場面を作っていきます。主役の語る内容に沿って次々と場面を再現し，夫婦の関係が明らかになっていきます。巻き込まれている最中では，気づくことができなかったいくつもの新しい事実が見えてきます。叩かれている自分を見て気づくこともあれば，役割交換で妻の立場になって気づくこともあるかもしれません。

　医師やカウンセラーの助言ではなく，役割交換技法を用いて自らが作り上げた場面をミラー技法で客観的に見つめ，自らの力で新たな気付きを得ることができるのが，サイコドラマの技法の良いところだと思います。

　自分の抱える悩みについて取り組もうとする主役の勇気と，主役以外の多くの患者さんの協力によって1つのドラマが作られていきます。主役が劇で自分について気づけることと同時に，主役以外の患者さんも気づきが得られるという点で，サイコドラマは集団精神療法として成立しているわけです。

　現在も続いている問題，例えば奥さんとの関係だったら新しいことに気づいたり，妻との関係を今日から変えてみたりできるので，こうやって劇をやることに意味があると理解しやすいかもしれませんが，実はもう変えようもないような過去のトラウマ的なできごとも，サイコドラマで本人の心のあり様を変えることによって治療的な効果を得ることができます。

　職場で苦手な上司がいた場合などに，上司その人自体が苦手という場合もありますが，実はその上司の姿を見ていて思い出される人物，例えば小さい頃に

とても厳しいしつけをしてきた父親や，理不尽な内容ですぐに怒り出した小学校の担任教師などを重ねてしまい，建設的な人間関係を築くことができないという場合があります。そのような時にも，サイコドラマは非常に有効です。

　小さい頃には父親の前で怯えて，怒りの感情も隠すしかなかった患者さんがいたとして，サイコドラマの中ではその当時できなかった，言い返してみるとか，立ち向かっていって一発やり返すだとか，劇といった形を使うことで表現できるわけです。

　また，役割交換で父親の役をやることで，父親でいることの大変さや，その当時の父親の苦労が理解できて，許してあげたいとか仲良くなりたいという気持ちになることもあります。

　ミラー技法で怒られてばかりいる小さな頃の自分を見つめて，慰めてあげたい気持ちになったのであれば，慰めてあげることもできます。また，小さな頃の自分役になって誰かに慰めてもらうことも可能です。

　余談ですが，映画化もされた小説『コーヒーが冷めないうちに』は，まるでサイコドラマなんですね。コーヒーが冷めるまでの，ほんの短時間だけ過去に戻ることのできる喫茶店が舞台です。ある女性の，結婚を意識していた彼氏が外国に行っちゃうんですね。行っちゃったという事実は変えられないんだけど，もう一度最後のお別れのシーンに戻るんですよね。伝えたい気持ちを伝えて，それによってアメリカに彼が行くことは変わらないのだけれど，その後に彼女がアメリカに会いに行くという決断をして，行動が変化するんですね。

　ということで，現在生じている不健康な人間関係が，過去の場面を体験し直すことで改善できるというのが，サイコドラマの有効性だと言えます。

❸ ミューチュアルコミュニケーションプログラム

　当院ではうつで休職した方の復職支援を行っていますが，中にはなかなか治らないで長期療養になっている患者さんもいました。そこで，患者さん全員にAQ（Autism-Spectrum Quotient）という自閉スペクトラム症のスクリーニング検査を実施してみました。33点という従来の基準値に達していたのが11.1％，27点というWoodburyらの基準値をあてはめてみると31.7％という結果になりました。なんと1/3の患者さんが基準値を超えていたんですね。何か発達障害の方向けに特別な支援を考えなければいけないというなかで，始め

たのがこのサイコドラマの活用でした。

　成人発達障害は，一部を除くと薬物療法が確立しておらず，支援が十分に行われている状況ではありません。発達障害のすべての方に当てはまるわけではありませんが，聴覚情報よりも視覚情報優位の情報処理特性を持っている点や，幼少期から繰り返しいじめなどを受け，多くのトラウマを抱えていることから，目でみてわかりやすく，過去のトラウマ体験などにも有効なサイコドラマは有力な治療・援助技法になりえると思い，サイコドラマを中心に据えた治療プログラムを作ってみました。

　それがミューチュアルコミュニケーションプログラム（Mutual Communication Program；通称「ミューコム」）です（横山，2015）。当時はリワークデイケアの患者さんたちの中で「発達障害の皆さん，集まってください」とは言えませんでした。発達障害という言葉が特別な患者さんという印象を与えそうでなかなか使えなかったのです。今は発達障害という言葉も市民権を得た感じで，決して重症だとか，そういう印象でもなくなってきましたが。当時は「コミュニケーションの練習があなたにとって有用だから参加しませんか？」という感じで参加者を募っていました。

　ミューコムはリワークデイケアのプログラムの一部として行っています。対象者は本人の希望，医師・スタッフの観察をもとに抽出し，本人の同意をもって導入しました。発達障害の診断は，AQ，描画テスト（HTPP），WAIS-Ⅲ，養育者への聴取などを実施し，集団内行動などの情報を加味して，精神科専門医が対象者の選定を行っています。2週に1回実施するサイコドラマ（全5回）は，東京サイコドラマ協会認定ディレクターが担当し，週1回のSST（全11回）は，SST普及協会認定講師が担当しました。

　結果は期待していた以上でした。11週間の短期介入で，AQや，自記式社会適応度評価尺度（SASS），うつ性自己評価尺度（SDS），社会的スキル尺度（KiSS-18），ソーシャルサポート尺度（SS尺度）など，全ての検査において，有意な改善が認められました。私の知る範囲で成人発達障害者に対して11週間の短期介入で効果を示した報告は，国内ではありません。2015年に精神神経学雑誌にて論文として発表しています。

　発達障害に対する治療技法としてサイコドラマとSSTを組み合わせて行うミューコムという枠組みは有効で，サイコドラマは患者が持つ過去のトラウマ体験に基づく強い怒りに関して和解を促進します。SSTは技法的な工夫によっ

て効果を高め，各尺度で有意な改善が見られ，復職後の再休職予防に有効だったと報告しています。

　その後，１年後の就労継続率についても調べたのですが，93.8％（16人中15人）ととても高い数字でした。うつの患者さんが積極的なリハビリテーションを受けずに，休養と薬物療法という従来の標準的な治療を受けた場合，６か月後に働いている割合はわずか44％（堀ら，2013）なんです。それに比べて発達障害の特性がある人が，一年後の就労継続率93.8％というのは実は驚異的な数字です。

　2015年７月に，成人発達障害者を対象とした就労支援型デイケア，さっぽろ駅前クリニック 北海道ワークサポートプラザを開設しました。参加者の多くが成人になってからの初診の方ばかりです。就職後半年以内での休職・退職者や，大学卒業後，もしくは中退後にひきこもり生活をしていた人などが対象です。

　ワークサポートプラザでは治療から就労までを包括的に支援することを目標にしています。これはせっかく治療の場で様々な情報が得られても，就労移行支援施設に移る時点でかなりの情報がそぎ落とされたり，就職してからフォローアップの治療をしようとしても就労移行支援施設から医療機関に情報が渡る時点でかなり落ちてしまったりするのを予防するためです。

　従来，医療機関が就労支援することはあまりなかったのですが，厚労省などからも医療機関が関わらないと就労期間が短くなってしまう（すぐ辞めてしまう）ので，医療機関に対して就労支援も行ってほしいという要請があり，始めてみたんですね。

　転帰についても良い結果が出ました。約２年半の総登録者数285名に対して，就職できた人が104名。去年と今年は50名くらいで就職しています。よく就労したというと就労継続支援Ａ型などの福祉的就労の数を含めるときがあるのですが当院では含めていません。就労継続支援Ａ型は８名，就労継続支援Ｂ型は２名です。大学生の支援もしていて，復学が16名でした。結局60％の人が就職し，９％の人が復学し，就職継続支援Ａ型とＢ型が6％，残念ながら転院・中断された人が25％います。

　就労継続支援の現場で働いたことがある方はよくご存知だと思うのですが，継続して６か月以上働ける人は４〜５割なんですね。ところが，こうした精神療法を加えた治療を行って，当院から就職していった人は１年以上の就労継続

率が93.6％という結果が出ています。

❹ 負のスパイラル理論

（1）負のスパイラル理論とは

　皆さん，最初は「サイコドラマなんて効くの？」と思ったのではないでしょうか。意外と効くんです。では，サイコドラマがどういうところに効いているのか。心理療法的な仮説なのでなかなか証明がしにくいのですが，私たちが考えていることをご説明します。従来の成人発達障害者症状形成の過程としては，発達特性がもともとあり，対人場面での困難さがあり，さらにストレスが増大すると，二次障害として抑うつ症状がでるという形でおおよそコンセンサスができているのかなと思います。

　当院のサイコドラマなどの実践を通じて，新しい仮説を立てたのが「負のスパイラル理論」（横山・横山，2017）です。発達特性があり，対人場面での困難さに対する本人たちの怒りや不信感，孤立感，劣等感などがあるのですが，彼らなりにそういった感情を押し殺して，必死に社会適応しようとする。そうすると，彼らの感情を押し殺すという社会適応行動がますます対人場面での困難さを引き起こす。そしてまたイライラして，また怒りや不信感，孤立感，劣等感が増幅を繰り返し，最終的に二次障害になるというのが私たちの仮説です。この怒りや不信感，孤立感，劣等感などに対して，サイコドラマなどの精神療法が有効だと考えているわけです（図3-1）。

　自分なりの適応行動が不適応な結果を生んでいる例がこちらになります。

　・どうしたらいいのか迷って黙っていたら担任の先生の方が困ってしまい，「よーし，分かった，お前はこうしたいんだよな」と言って当事者にとって最も合理的と思われる選択肢を勝手に選んでしまう。
　→そうか，黙っていればいいんだ！

　発達障害の人はずっと黙っていることが多いですよね。これは彼らなりの必死の適応行動なんですね。

　・いじめられて辛いから，自分は特別な存在なのだと想像して苦難をやり

過ごす。
→まともな理由で注意されても気にも止めない。

　養護施設などで親のいない子どもによく見られる適応パターンです。実は20歳になったら，執事が迎えに来て「遺産がたくさんございます」と言われるんだと想像しないとやりきれないほど辛い場合に，子どもはよくこういう適応をします。そうすると，だんだんまともな理由で注意されても気にも止めなくなります。自分は特別な存在なのだと想像してやり過ごしているとそうなってしまいます。

・いじめられて辛いから，関係を絶ってしまう。
→ひきこもりが一番楽。

　これは一番楽な状態にこもってしまう例ですね。

・親から「ハイって言いなさい」「ごめんなさいは？」と言われるので，そうしてみたらやり過ごせた。
→わかったふりをするとか，嘘つきと言われたりするようになる。

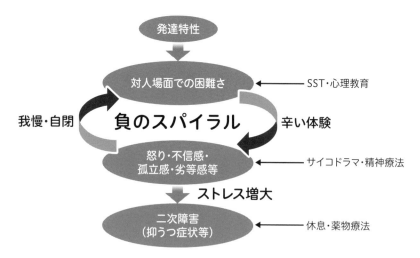

図3-1　成人発達障害者の「負のスパイラル」による症状形成の過程と，主な介入技法
（横山・横山（2017）から一部改変）

本当はわかってないけれど，わかったふりをしたらやり過ごせた。でも，そうしていたら嘘つきというレッテルをいつの間にか貼られてしまったという例です。

> ・必死に抵抗して机を投げて反撃したら，先生から強く叱責された。
> →**自己主張なんかするもんじゃないんだ。無力，無気力で過ごした方がいいんだ**

(注：暴力的攻撃の成功体験を積んだ場合，早期に司法・教育の介入を受けるので，成人になる前に事例化する。そのため，成人発達障害の外来には来ない)

　自分の気持ちや怒りに蓋をする適応は，成人発達障害者には非常に多いパターンです。

> ・「自分なんかダメな人間です。良いところなんか一つもない」と言ってると，それ以上は攻撃されない。
> →**口癖のようになり，繰り返し発言するようになる。**

　成人の発達障害者がよく「なんでお前はそんな態度しかとれないの？」と言われるんですけど，あれは彼らが過酷な思春期・青年期を通り過ぎるために必死でとってきた適応行動なんですね。

（2）他者への信頼感の研究

　それで今回ちょっとした研究調査を行ってみたんですね。発達障害者で当院デイケアを利用する方は，いじめや過去の集団での傷つき体験を持っている参加者が非常に多いです。その頻度や歴史が長い人ほど，人への怒りや不信感が蓄積し，治療を難しくしている可能性があります。一方で，そうした怒りや不信感が緩和されると，デイケア内や家庭内での他者関係が改善され，治療が進み，就労に結びついている人もいることがわかってきました。
　ちなみに発達障害と怒りについては，齊藤万比古先生は「内在化とは『内的な怒りや葛藤などを不安，抑うつ，強迫，対人恐怖，ひきこもりなどの自己の内的苦痛を伴う情緒的問題に託して表現すること』，外在化とは『内的な怒りや葛藤などを極端な反抗，暴力，家出，放浪，反社会的犯罪行為といった行動

上の問題に託し，自己以外の対象に向けて表現すること』」だと発表しています（齋藤，2009）。ここで共通するのは，内的な怒りや葛藤が発達障害者の行動や症状に強い影響を与えるということです。

　また，少年院での勤務経験から桝屋二郎先生は，発達障害と非行について，「解決しようと本人がもがいても解決はできず，障害を抱える本人にとっては自身でどうしようもない問題で周囲から傷つけられる対応を繰り返されることになる。そしてこの状況が続けば続くほど，不適切な対応をされる当事者は傷つき，自信をなくし，周囲や社会への不信感を募らせ，結果的に自尊感情は低下し，基本的信頼感は損なわれていく」というように，先ほどのスパイラル理論に近い考えを発表されています（桝屋，2017）。

　怒りや不信感，孤立感がずっと繰り返される，この状態が長ければ長いほど，生来の特性の強さとは関係なく，症状が重くなる可能性があるのです。そこでこんなことを仮説として立ててみました。

　「人が抱える苦労の全体を100としたとき，発達障害が顕在化する年齢が高くなるほど，特性由来の苦労の割合は減少し，不信感などの対人関係の悩み由来の苦労の割合が増加する」

　例えば，5歳時点で発達障害であると分かった人，あるいは発達障害で支援を受け始めた人がいたとしたら，特性由来の苦労の割合がこのくらい（9割くらい）で，成長する過程でいじめられた体験や怒られた体験，虐待を受けた体験に由来する苦労の割合は少ないんじゃないかと。そして例えば45歳や50歳で発達障害だと分かるような人はおそらく特性由来の苦労はわずか（1割くらい）で，成長する過程で受けた虐待やいじめなど，生後加えられたさまざまな対人関係の悩み由来の苦労の割合が高いんじゃないかという仮説です。

　つまり，障害があると見いだされたり，支援を受け始めたりする年齢が上がれば上がるほど，不信感や怒り由来の苦労が占める割合が大きくなるのではないかという仮説を立てて，「他者への信頼感」アンケート調査（自験例，第115回日本精神神経学会（2019）で発表）を行ってみました。この調査では4時点に分けて年齢とその時の他者への信頼感点数を尋ねています。「何歳の時に発達障害だと気づきましたか？その時の他者への信頼感は何点でしたか？（以下，同じ）」「何歳の時に発達障害の支援を受け始めましたか？」「何歳の時に医療を

受け始めましたか？」と「現在」の４時点です。

　指摘されるなどして，自分が発達障害だと気づいたときの他人に対する信頼感を調べたら，平均51.3点でした。これまで一番信頼したことがある人への信頼感を100点とした場合ということで質問しました。

　自分で気づいた時点では51.3点でしたが，支援を受け始めた時点での他者への信頼感は平均46.5点でした。医療機関を受診した時点では他者への信頼感は48.0点，治療を受けてこのアンケート調査を行った時点では他者への信頼感は67.7点でした。つまり，治療を受けると他者への信頼感は向上して，他の時期と比較すると全て有意な差がみられたんです。

　次に各時点での本人の年齢と，他者への信頼感の点数を調査してみたら，相関関係が認められました（図3-2）。認められたのは支援を受け始めた年齢で，支援を受け始めた年齢が遅ければ遅いほど，他者への信頼感が下がっています。相関係数 r＝0.542なのですごく高いわけではないんですが，十分に有意だと言える値です。

　つまり，成人発達障害の人でも早い時期に発見されて，早い時期から支援につながれば，良くなるのではないかとこれで言えるわけです。できるだけ早く，つまり，負のスパイラルにいる時間を短くすればするほど良くなる可能性があるということです。なお，他の時点では年齢と他者への信頼感の相関関係は見

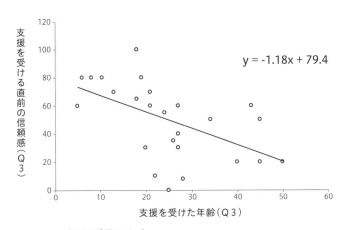

$$y = -1.18x + 79.4$$

→ r=0.542で相関が見られた。
　支援を受け始める年齢が高くなるほど人への信頼感が低くなる傾向が示唆された。

図3-2　支援を受ける直前の信頼感のグラフ

られませんでした。

❺ 当院で行っているサイコドラマ

　では，実際にどのような形でサイコドラマを組み込んだ発達障害者支援をしているのか説明します。様々なデイケアのプログラムがある中の1つとして，サイコドラマとSSTを組み込んだ支援を行っています。サイコドラマの構成としては隔週で5回，1セッションは90分，ディレクターは私が担当し，スタッフが3名参加しています。サイコドラマはウォーミングアップと劇化，シェアリングという構成で行います。

　サイコドラマの実施方法は，ウォーミングアップが10〜20分程度で近況報告やお互いへの質問をしたりします。それが終わると主役を募って，劇をやります。普通みんなの前で劇をやると聞くと怖気づきますよね。やりたくないですよね。当院でも最初にサイコドラマをやったときは，みんな主役なんかやりたがらなかったんです。でも最近では主役をすると他の患者さんから「すごく辛かったんだね」「大変だったね」と声をかけてもらったり，お互い肩をたたいて，泣いちゃったりして，そういう温かい体験を積み重ねて，劇が終わると主役をした人の症状が改善していくんです。他の患者さんもそれを見て，「サイコドラマって役に立つんだ」と気づき，最近では主役募集に困らなくなってきました。複数の立候補があるので，主役希望を次回に回してもらうように説得したり，調整したりしているような状況です。

　主役が決まると，どのようなことに取り組みたいかを聞いて，テーマを確認します。そして場面設定に移っていきます。劇が終わるとシェアリングを必ずやります。劇自体は60分くらいで，シェアリングは10分くらい行います。

　シェアリングは集団精神療法でもよくやるのでご存知の方も多いと思いますが，分かち合いなので，何かを指摘したりアドバイスしたりする時間ではありません。劇の中で主役を殴るお父さん役をやった人がずっとそのままだと居心地が悪いので主役にメンバーへのお礼と「自分に戻ってください」というメッセージを伝えてもらい，役割解除を行います。

　シェアリングの教示としては，「アドバイスや批判，評価ではなく，見ていて感じたこと，思ったこと，思い出したことなどを主役に伝えてください」と言うようにしています。

❻ 事例紹介：A氏（40代・男性）

事例については，当院の職員がロールプレイを行ったものをこのあとビデオで紹介します※。事例はA氏（40代・男性）です。大学院修了後，開発職としてIT関連企業に勤めました。仕様書などの文書作成の苦手さがあり，上司よりたびたび叱責を受けるようになりました。当院初診から2か月後には他の専門機関にてアスペルガー症候群の診断を受けています。お墨付きをいただいたような感じです。

リワークデイケア内での様子は，会話場面での独特の間，意思疎通不良，会話等緊張場面での衒奇的な手の動き，常時強い無力感などを訴えていました。WAIS-Ⅲの結果はよく見られるでこぼこのグラフになっています。

サイコドラマではどんなことをやったのかというと，主役がいて，相手役の上司がいます（図3-3）。上司のセリフは先ほど説明した通り，役割交換で主役自身が上司役になってセリフを決めます。ここでは上司が「ここの論理が破綻している！見直しが足りないんだよ」と繰り返します。

すると主役にはいろんな気持ちが湧いてくるんですが，サイコドラマでは，この色々な気持ちや思いも，役（ロール）として舞台に置きます。主役の「悲しい」という気持ちの役をやってくれる人を選ぶわけです。それで，主役の「悲しい」という気持ちはどんなふうに主役自身に働きかけるのかということをやってもらうわけです。「悲しい。なんでこんな細々したところを直さないといけないんだ」と彼に話しかけてくるんですね。

上司に怒られるとどういう気持ちが生まれるのか聞いて，4つの気持ちがあると言うのであれば，その4つの気持ちを4人の人が主役のために，主役の回りにくっついて，主役の気持ち役を演じるんですね。

本発表における用語の説明です。先ほども出ている「役またはロール（role）」ですが，元来，人は様々なロールを持っています。例えば，私（筆者）なら，父，夫，医師，経営者，恋人，兄，息子などです。サイコドラマの中では，そのような様々なロールから生じてくる主役の「気持ち」や「思い」もロールとして舞台の上で表現します。

主役の持つロールは同時に複数あって，ブドウの房のように存在することから，「ロール・クラスター（role cluster）」と呼びます。そして，ロール同士は相互に影響し合うと考えられています（図3-3参照）。「ミラー技法（mirror technique)」は他人に自分の役を取って振る舞ってもらい，自己を客観視する技法です（次節で詳述します）。

　Aさんが主役になったサイコドラマは次のように進みました。

　主役希望者を募るとAは「仕事をしていたときに，上司からいろいろと注意され，怒られた場面についてやりたい。怒られたりすると，自分は特別な存在だから，そこまでして生活を維持しなくてもいいという考えが出てきてしまい，何かしようと思えなくなる」と語り，主役となりました。

　X−2年。上司から仕様書の修正を何度も命じられます。上司より「ここの論理が破綻している。見返しが足りないんだよ」と怒られる場面からスタートします。

※シンポジウムでは，ここで「Aさんが主役になったサイコドラマ」をスタッフで再現したビデオが流れましたが，以下に映像の代わりとして，症例をまとめたものをテキストで示します。

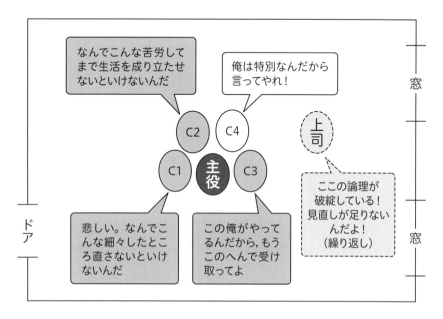

図3-3　事例（Aさん）のサイコドラマの一場面

●症例まとめ（ビデオの代わりとして）

　Ａが希望しサイコドラマの主役となった。場面１では上司から叱責を受ける様子が再現され，その際にＡの心の中に生じる様々な思いが４つのロールとして舞台上に表現され（ロールC1〜C4），中心となるロール（ロールC4：激しくＡを揺さぶる「俺は特別なんだ！」という思い）が同定された。そのロールC4の発生した状況を確認するため場面２へと移る。小学４年生の教室ではいじめが行われ，必死の思いで反撃するも教師の叱責を受け，諦めるしかなくなった小学４年生の自分a（現在のＡと区別するために小文字aで表現）の姿をミラー技法によって見つめたＡは幼い自分の悲哀を味わい直し，aとロールC4に「大丈夫だよ」と優しく語りかけるとロールC4はaから静かに離れていった。Ａの語りかけによってロールC4が変化し，離れたのである。場面３として上司との場面に戻る。すると，場面１では上司の叱責に激しく反応していたロールC4は「頑張れば大丈夫だよ」と言ってＡから離れていき，その瞬間，感極まったＡは落涙しカタルシスが生じた。ここでドラマは終了。共感的なシェアリングを受ける。その後Ａは，デイケア内での人間関係や復職に向けての姿勢も変化し，復職を果たしている。

　だいたい60分くらいかけてドラマを作っていきます。Ａさんのその後の変化としては，「今まで人に言えなかったことを話して安心して涙が出た」と言っていました。それまでは会社に戻りたいなんてひと言も言わなかったのですが，「だんだん会社にも戻ってみたい気持ちになってきました」「苦手な文書作成の練習をしたいと思います」といったことも言うようになりました。

　実際に彼は職場に戻って，現在4〜5年くらい経ちますが，休まず元気に働いています。職場での苦労を語る機会が増え，他患からの共感的対応をうけることも増加しました。

　Ａさんの事例の特徴についてまとめると，過去の理不尽ないじめ体験で受けた自尊心の傷つきに対して，彼なりの適応的対処行動は「自らが優越な存在である」との信念を持つことでした。彼はそれを持つことで，いろんな苦労を乗り越えてきたのです。そしてもう1つの特徴は，怒りへの過剰統制。先生に叱責され，怒りの存在の認識すら妨げられて，無力感に結実したのではないかと考えています。彼は怒りへの過剰統制によって暴力事件などをその後は起こさ

なかったので，大人になって会社員にもなれたわけです。無力感というのもまた彼なりの適応行動だったのです。

　劇を通じて，最後にわーっと泣いた瞬間にカタルシス（感情の風通し，情緒的解放）が起こり，怒りとの和解が成立したのです。Ａさんは傷つき体験の中核にあった悲哀を味わいましたが，何か問題解決したわけではありません。「ああ，俺ってこんなに可哀相だったんだ」というのを見て，ただ涙を流し，しかし，そのことが無力感からの脱出につながるのです。カタルシスは演劇でも大変重要な技法ですが，宗教的にも重要視されていて，人の心を浄化すると言われています（磯田，2013）。

❼ 発達障害に有効なサイコドラマの技法

　当院の患者さんなど，成人発達障害者全般に多く見られる特徴としては，過去の自尊心の傷つき体験などがあって，反応としての怒りとその後の対人関係における反復が行われて，従来からある発達障害の一特徴である固執性と相まって，本来は様々な感情やロールを持っているはずなのに，「人類に対する怒り・恨み」のみというロールの単極化になっていくと考えています。

　サイコドラマがなぜ効いたのかというと，現実検討としてのミラー技法が重要ですね。ロールの単極化への対応には発達障害の特徴である自己モニタリングの不得手さを補完してくれるミラー技法が有効です。また，体験との適切な距離感の確保にも有効で，客観的に幼い自分を見ることでカタルシス効果が生じ，人類への怒りとの和解が進むのではないかと考えます。

　また，シェアリングも重要です。シェアリングは主役への共感や自分の中に生じた気分を表現するものと定義されていますが，他者との分かち合いを通して，自身の特性や苦労を把握するのに有効であると考えられています。

　実際に患者さんたちに，アンケート調査を行ってみました。「参加して気づいた自身の特徴はどんなものがありますか？」と聞いてみたところ，「思考の偏りが見えてきた」「過去について重く考えすぎていた」「怒りや苛立ちを小出しにできず，爆発させていた」「他者の考えを知る機会がなかった」といった回答が得られました。このように自己を客観視し，特性の把握についてサイコドラマの技法はとても有効なのです。

　発達障害児にサイコドラマを実践している高原朗子先生も，「気づかなかっ

た自分に気づき，それを認める」ことがサイコドラマの効果だと言っています（高原，2009）。

　役割交換も主要な技法の1つです。役割交換は相手の気持ちを理解し，実際に「相手の身になって」振る舞うことのできる技法で，相手の立場から自身を見つめることで，環境要因・他者との関連を検討できる可能性があります。上司，親の立場などを理解し，関係が改善された事例が多数あります。

　発達障害特有のこだわりやコミュニケーションの不得手さが職場不適応の要因となり気分障害を発症する可能性については多くの臨床家が指摘しておりますが，環境の問題を過大に捉えがちな症例などでは役割交換や先述のミラー技法が有効なのではないかと思います。

　アンケートで「参加して良かったことは？」と聞くと，「心の整理がついた」「引きずっていたものが軽くなった」「他の方と悩みを共有し，自信がついた」などの回答があり，サイコドラマが環境要因や他者との関係を検討するのにも有効だということが分かります。

　情緒的症状の評価と癒しもサイコドラマでは重要です。これまでの苦労や苦しみを安全な場でみんなの力を借りて表現し，味わいなおすことが，カタルシス効果を生んでいます。過去に遡ることで得られるカタルシスの効果は，アメリカの精神科医Yalom（1970）も認めているところです。また，シェアリングでは，苦労や辛さ，悲しみの分かち合いが生じ，肯定的なフィードバック，励ましによって勇気づけられ，孤独感の緩和などの効果につながっています。

❽ おわりに：成人発達障害とは何か

　発達障害の主な症状としては，大きくまとめると「社会性の障害」「コミュニケーションの障害」「イマジネーションの障害」「感覚過敏」が挙げられますが，成人発達障害で行うべき治療ターゲットは，「怒り・恨み」「感情表現困難」「仲間体験不足」などではないかと考えています。

　つまり，成人発達障害とは何かというと，1）発達できない障害ではなく，発達がゆっくりな障害で，時間さえ与えられたならばしっかりと成長します。40歳でも50歳でもサイコドラマやその他の精神療法でも丁寧に行えば，必ず成長します。2）指示が聞けないのではなくて，恨みが大きいので人を信用できず，指示を聞こうと思えないのです。このことに対しては，癒しや支え合い

の体験が重要になってきます。3）感情の変化が乏しいのではなくて，そうすることによって身を守ってきたのです。感情に蓋をして暴力的な反応をしなかったから大人になるまで問題が顕在化しなかったのです。これに対しては，カタルシスや，怒りなどの感情の開放が有効だと思っています。4）コミュニケーションがとれない障害ではなくて，コミュニケーションの練習不足障害です。思春期・青年期を通じて，コミュニケーションをたくさんとるべき時期に，ひきこもったり，いじめられたりしていて，コミュニケーションの練習ができていなかったのです。だから，グループ体験やSSTなどの練習を通じてどんどん元気になれると考えています。

———————————————— 引用・参考文献 ————————————————

堀　輝，香月あすか，守田義平，吉村玲児，中村　純（2013）うつ病勤労者の復職成功者と復職失敗者の差異の検討．精神科治療学．28, 1063-1066.

磯田雄二郎（2013）サイコドラマの理論と実践 - 教育と訓練のために．東京：誠信書房．

桝屋二郎（2017）発達障害と非行．（内山登紀夫（編）．発達障害支援の実際：診療の基本から多様な困難事例への対応まで.）医学書院．pp.96-102.

齋藤万比古（2009）発達障害が引き起こす二次障害へのケアとサポート．学研プラス．

高原朗子（2009）発達障害のための心理劇とは-『発達障害のための心理劇　想から現に』をさらに超えて．（高原明子（編）．軽度発達障害のための心理劇情操を育む支援法.）九州大学出版会．pp.3-22.

高良　聖（2013）サイコドラマの技法：基礎・理論・実践．東京：岩崎学術出版社．

Yalom, I. D. (1970) The theory and practice of group psychotherapy. New York: Basic Books

横山太範（2015）医療リワークプログラム内で行う成人発達障害者支援:Mutual Communication Programとサイコドラマ．精神神経学雑誌．117, 212-220.

横山真和，横山太範（2017）発達障害のリワーク．精神科治療学．32, 1631-1636.

第 **4** 章

森田療法と知的障害のない自閉スペクトラム症
——相互的コミュニケーションの可能性への模索

聖マリアンナ医科大学 神経精神科学教室　**小野和哉**

❶ はじめに

　今日，知的障害のない自閉スペクトラム症（以下，ASD without MR：Autism Spectrum Disorder without Mental Retardation）が増加し，思春期以降において，就学や就労の不適応状態として顕在化する事例が増加しています。スペクトラムである故に，その障害の程度は様々であり，従来，自閉症としての病態の重い症例群に対して開発されてきた療育的プログラムや，それに準じたプログラムが適応しない事例が少なくないと思われます。それまでの人生で自己肯定感を損なっていたり，慢性的に不安や抑うつを呈していたりしながら，不適応の理由が自分自身で明確で無かったり，現実の場面での適応の仕方が分からなかったりする事例が多くなっています。

　このような事例に，従来の支持的精神療法は必ずしも有効とは言えません。なぜなら，患者の自閉スペクトラム症（以下，ASD）による認知特性のため，患者が治療者の意図を理解できない場合や，その逆もあって，相互的コミュニケーションに齟齬が生じやすいからです。このため，環境調整の他，主に外来治療に付属したグループプログラムや，心理教育，自己認知特性の認識に基づいて適応行動選択を促進するソーシャルスキルトレーニング等の精神療法的アプローチが試みられてきました。

　こうした外来治療場面において求められるのは，患者の個別性に留意した認知行動療法的アプローチです。しかし，現在まで，確立した簡便なプログラムは存在しません。そこで我々は簡易に外来で施行可能な精神療法である，ASD without MRの思春期以降への治療的接近法として，日記療法（慈恵医大式自閉症スペクトラム日記療法：Jikei diary training for ASD：JDTFA）を開発し

施行しています（小野ほか，2014）。

　この方法は，従来より，我が国独自の精神療法である森田療法において用いられてきた，日記指導技法を基礎に，ASD without MR に特化した様式を，臨床実践の中で，種々の工夫を加えて開発してきたものです。本論考では，森田療法を概説した上で，我々の技法の実際について説明していきたいと思います。

❷ 森田療法とは何か

　強迫性障害や対人恐怖症といった，神経症圏の病態を対象とした，認知行動療法に類似する精神療法の一つで日本人の性格特性に合わせて，1920年（大正9年）頃に初代慈恵医大精神科教授の森田正馬（1874〜1938）が開発した日本独自の精神療法です。基盤には禅の思想がある事が知られています。

　治療原則は，無意識についての分析や症状の内容解釈などはせず，症状（気分）はあるがままに受け入れ，やるべきことを具体的に指示して，目的本位（中心），行動本位（中心）に実行させます。この意味で認知行動療法に似ています。

　森田理論によれば，患者はヒポコンドリー性基調（神経質な性格傾向）をもつ者が，なんらかの誘因によって注意を自分の身体の不調や心理的変化に向けるようになり，注意をますます集中することによって感覚が鋭敏化し，不調感が増大するとともに，注意はいよいよそのほうに固着して「とらわれ」が生じてきます。このような過程を通して，注意と感覚が交互に強め合って症状を固定化させていくと考えます。これを精神交互作用といい，その病態を森田神経質と呼びました。神経症の発病因子としてはヒポコンドリー性基調（気質）と精神交互作用（認知パターン）が重視され，誘因となるストレスは単なるきっかけに過ぎないとされます。

　森田療法の治療目標は，①神経症的人格（ヒポコンドリー性基調）の陶冶（人格の統合成熟），②主として精神交互作用に代表される神経症的な心理機制の打破，③生の欲望の発揮（自己実現）の3つに要約されます。

　治療方法としては，症状をあるがままに受け入れる体験療法，終日ベッドに横たわる絶対臥褥，個人および集団精神療法，作業療法，日記指導など，多様なアプローチが行われます。

●森田療法原法の姿

原法は入院によって行われてきました。入院期間は原法では40日ですが、一般には40〜60日です。

第1期は約1週間の臥褥時期です。患者はすべての刺激から隔離されて、食事とトイレの利用以外はほとんど個室で寝て過ごします。その目的は、鑑別診断、身心の安静、不安や苦痛に直面させて煩悶即解脱の体験（悩みながらもその状況を受け入れる）へ導くことなどです。

第2期は3〜7日間で、この時期も隔離療法です。対人交流、外出を禁じて、臥床時間を7〜8時間とし、昼間は外の外気に触れ、日記指導を中心とする個人精神療法が主体となります。

第3期（軽作業）と第4期（重作業）はそれぞれ1〜2週間で、作業療法と集団療法が主体となります。

❸ 森田療法と日記療法

森田療法から演繹された日記療法には以下の5つの特性が内包されています。特に、①と②は森田療法の根幹と関わる重要なコンセプトになります。患者を障害という疾病認識から解き放ち、自己の性質をどのように現実に適応させ活用していくかという視点に立ちます。

①症状自体より生き方（生活の現実）を重んじること
②現実の行動への踏み込みを強め、具体的、段階的に進めていくこと
③構造化、具体化、明確化の原則により治療を行うこと
④障害でなく性質（気質）として扱い、治療場面で自己肯定感を高めること
⑤具体的指示を行う手段として日記を用いること

❹ 自閉スペクトラム症への精神療法の特性と日記療法

ASDの精神療法では明確化、構造化、具体化の3つが基本コンセプトとして重要と考えています。この内容を日記治療の中に具体的に展開していきます。

（1）明確化

　どのようなことが課題となっているのかを患者と治療者が共同して明らかにしていきます。内容的には困難場面の明確化，自分の考えの（主観的体験の）明確化，周囲の反応の明確化，言葉内容のすり合わせを行い，メタ認知を育てる方向を模索します。

（2）構造化

　治療や現実の生活を構造化し，目的と方法をできるだけ視覚化していきます。内容的には治療の構造化，日記による思考内容の構造化と行動記録による生活の時間の実態の把握からその構造化を図ります。より具体的には食事，睡眠，運動，就労などの時間設定です。これにより自己統御力の改善と，身体リズム形成を目指します。

（3）具体化

　現実に適応する仕方は様々ですが，その方法をできるだけ具体化して提示し，実際に行ってもらいます。実際には以下の4つの方法を用いて，対応スキルの習得と適応環境の最適化を目指します。

　　①困難場面の処理技術の習得（行動プロセスプログラミング）
　　②ロールプレイ
　　③環境の最適化
　　④関係者の状況認知の共有化

❺ 日記療法の概略

　日記療法の主眼は，第一に，簡易に患者の状況をモニタリングし，そこで表現された患者の認知特性による課題の発生状況を抽出し，その課題処理を援助することで，認知特性に適合した対処スキルを習得させていくことです。もう一つには，本障害の患者では，そのコミュニケーション能力の低さから，限られた外来の診察時間に，治療者との一定の深まりある関係を築くことは容易ではありません。そこで，日記を媒介とした関係は，患者とのコミュニケーションを深めていくツールとしても意味を持っていると考えます。ここでは日記療

法の概略を説明致します。

（1）目的

まず日記療法の目的は以下の7点です。

①患者の日常を把握する
②患者の認知・行動のパターンを明確化する
③適応的認知・行動を評価し強化する
④非適応的認知・行動を抽出し，対処スキルを明示する
⑤情緒的体験を引き出し，共感を与える
⑥自己肯定感を高める
⑦対人関係の基礎を構築する

（2）導入要件

日記療法は，その導入にあたり症例の適応を判断する必要があります。以下
の5点が必要条件です。

①基本的にASDあるいはその傾向を現在の不適応の基底に持つと考えられ
　る症例であること
②知的障害と書字障害の無いこと
③併存障害あるいは2次的障害の病態が，安定もしくは寛解状態であること
④患者が定期に通院し，指導を受けることの可能な環境にあること
⑤患者自身に治療のモチベーションがあること

（3）治療適応の診断

このような基本条件から，通常の治療への導入プロセスは，初診から，生育
歴を詳細に問う診断面接を施行し，さらに知能検査や自閉症スペクトラム評価
尺度（AQ），親面接式自閉スペクトラム症評定尺度 テキスト改訂版（PARS-TR），
生化学検査，脳波検査，MRIもしくはCTを施行してから，自閉的認知特性の
評価と，他の器質要因の除外を行ってから施行します。

すなわち初診から約1か月を経て施行するのが通例です。

（4）日記療法の具体的運用

　日記指導の導入時には，最初は次のような簡単な原則を話して，A4サイズ程度の大きさのノートに記載をするように指示します。

　診療時の日記活用の仕方ですが，面接の開始時に，患者に日記の提示を促して，日記の記載を見ながら面接を進めます。

　まず，体験内容を確認します。患者にとって意味のある体験と思われる事象を抽出し，その具体的内容について問い，患者にとってどのように感じられた体験であったか尋ねて，表情や態度を観察しながら，その体験のプロセスと情緒的反応を確認します。

（5）実際の治療展開

　以下に具体的な事例を紹介します。

　この事例では（図4-1），日記の内容が単調です。記載内容が少なく，患者の体験が明確ではありません。矢印の先の書いてあるメッセージを記入し，吹き出しに書いたようなことを話しかけます。体験内容が明確化し，患者自身も治療者に共感を受けて体験が有効化（意味のあるもの）します。

　ここでは（図4-2）患者の体験は，前者より明確に記載されています。さらに体験を有効化するため，具体的な患者の努力の様を詳しく引き出し，そこを

例示1　体験を引き出し心を引き出す

・Ｘ年Ｙ月1日　今日も同じ

・Ｘ年Ｙ月2日　今日も同じ

・Ｘ年Ｙ月3日　今日も同じ

・Ｘ年Ｙ月4日　風邪を引いた ……………▶ どんな様子でした？

・Ｘ年Ｙ月5日　今日も同じ

・Ｘ年Ｙ月6日　今日も同じ

・Ｘ年Ｙ月7日　友人に会い楽しかった。……▶ 様子を
教えて下さい。　　　とても良かったですね。

・Ｘ年Ｙ月8日　今日も同じ

・Ｘ年Ｙ月9日　会社で怒られた。…………▶ どんな事が
原因でした？　　　それは大変でしたね。

図4-1　例示1

評価します。肯定感を高める重要な機会を適切に活用します。

　非適応的行動（図4-3）も，その内容を具体的に引き出します。何が問題で
あったか患者自身には分からない場合も少なくありません。患者の行動自体を
否定せず，より状況に適応するスキルを教えます。体験の有効化と，適応スキ
ルの習得の療法を目指します。

| 例示2　適応的認知・行動を評価し強化する　－自己肯定感を高める－ |

・X年Y月10日　仕事で残業していたら上司が先日の報告書が正確で丁寧に
　　　　　　　書けていると言ってくれた。
　　　　　　　すこし嬉しかった。

> ①どんな報告書でした？　教えてください。

> ②素晴らしい内容です。どんなところに苦労されましたか？

> ③それは本当に頑張りましたね。

図4-2　例示2

| 例示3　非適応的認知・行動を抽出し，対処スキルを明示する |

・X年Y+1月1日　母と口論になって一日不快だった。

> どのような内容で口論になりましたか？

母が私が着たくない服を朝に着させようと出してきたのです。

> 貴方はいつも着たい服があるのですね？

はい，私は気に入っているTシャツがあってそれをいつも着たいのです。

> 寒い季節なのでTシャツの上にフリースを羽織ってみましょう。

図4-3　例示3

❻ 対人関係の基礎を構築する

　ASDでは原初的な対人関係の構築が困難で，対人場面では過剰な緊張を抱えていたり，あるいは，その場の対処方法を知らないことから，非常に無作法，無遠慮に振る舞ったりということが起こりやすいでしょう。また，対人関係を求めない，人との関係に関心がないという傾向のASDもみられます。しかし，社会関係の中で安定した就労や，生活を維持したいという望みは共通であり，そのためのスキルとして学ぶべきものは何かという視点から治療を勧めます。

●課題：他者の思考が理解できないから自分の行動，言動を制御できない

　ASDでは，自己の欲求や行動がどのように他者に認識されるかを理解できません。また，他者の認識について説明しても正しい認識に至らない場合があります。なぜなら，ASDの内面の価値世界，状況理解は定型発達者とは異なるからです。そこで伝え方には個々のASD患者の特性に合わせた教え方が必要となります。その際に重要なのは，体験に応じた共感を，言葉のみならず，身振り態度を交えて示し，さらに，赤字で日記内に書き込みをします。ここでは，素晴らしい，良かったですね，大変でした，などのコメントを入れ込むのです。これは，言語的な応答のみであると患者はその意味を十分解さない（伝わらない）場合が少なくないからです。こうした個別場面の評価は患者の自己肯定感を高めることに繋がりやすいと思われます。次に，患者の遭遇する様々の事態から，背後にある認知パターンを抽出し，具体的なスキルを説明し，それを患者が実際に使用しやすい形で日記に記載します。このような指導は1回の面接でできるだけ1課題に絞ることも重要です。それは，患者は，このような状況を体得していくのであって，感覚刺激量の増加は混乱を引き起こし，スキルの定着を妨げるからです。簡単なロールプレイや後述の「行動プロセスプログラミング」を提示してみるとなお効果的です。

　ロールプレイの一例を示しますと，挨拶のタイミングがずれてしまい上手に挨拶できないという課題に対しては以下のように行います。治療者が「おはよう」と声をかけて患者に，「おはよう」と応答してもらいます。その時の間合い，表情，姿勢，声の抑揚を観察し，助言，評価します。

❼ 行動プロセスプログラミング

　一般的な指示を，細かに段階化しプログラミングして伝えるのが行動プロセスプログラミングです。当たり前のことをより分かりやすく間違いの無いように伝える方法です。我々は，通常の指示においては，大まかなテーマを伝えて行動を促します。例えば以下のようなテーマ「郵便局から小包を送る」というような指示です。ASDではテーマが与えられても，その行動プロセスが明確でないと，行動に移せません。あるいはいくつかのプロセスが明確でないために，ミスが生じたり，目的を達成するのに過剰な時間が掛かったりします。そこで，コンピューターに指示のプログラミングをするのと同様に，患者に手順の詳細を以下のように細分化し，紙に書いたり，カードに書いたりして並べて視覚化します。このように，すると，ASDではスムーズに業務が進行し，処理時間も極めて速くなります（図4-4）。

❽ 日記療法の具体的事例

　ここでは，2例のASD without MRの事例を提示します。症例1は就労してから初めて気付かれたASD without MRの事例です。症例2は小児期から診断があり，高校卒業後支援が無くなって引きこもり状態になり，受診に至った事例です。

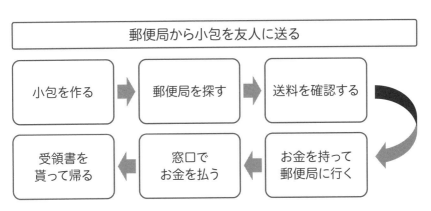

図4-4　行動プロセスプログラミングの例

（1）症例提示１

・初診時：21歳，アルバイト，男性。

・主訴：職場でトラブルが多い。

・家族歴・既往歴：特記無し。

・生活歴及び現病歴：

　同胞２名の長子，出生その後の発達には異常はありませんでした。幼稚園の頃より一人遊びの多い内向的な子という印象でしたが，学童期を通じていじめも不登校もありません。国語が苦手でしたが，漢字や計算はでき，特定の事象に興味を持つととても詳しいなどの特徴が見られました。X－３年高卒後に就労しました。しかし次第に職場でのトラブルが多いとのことでX年３月初診となりました。

・診断：

　初診時，職場の状況から不安，不眠，軽度の抑うつをみとめ適応障害と診断しました。また，会社において日報に業務と関係の無い事項の記入が多い，会議中に話す内容が状況にそぐわない，指示や注意の言外の意味が理解されないことが上司から伝えられました。その後に施行した検査と，幼少期からの経過からASDと診断しました。

　初診後，１か月が経過し，検査を終了してから日記指導を開始しました。最初の３か月は２週に１回とし，その後は１か月に1回とすることとしました。記載は単調で断片的でしたが，わずかのエピソードについて周辺の状況を尋ねると詳細にトラブルに至った状況が語られました。例えば，社内で資料を探して持ってくるように指示され，半日戻らなかった事がありました。本人は広大な社屋を隅々まで調べていたようですが，的外れでもあり，時間を要しながら結果が出せませんでした。そこで，対処スキルを行動プロセスプログラミングの手法を用いて説明しました。この結果目的の事案の処理はわずか15分で解決しました。

・X年5月：本人の同意を得て職場の上司，健康管理部職員，産業医と面談し，会社の環境調整を行いました。つまり指示の出し方を行動プロセスプログラミングに代えてもらいました。

・X年10月：職場の上司の異動があり，不安が高まり落ちつかないとの訴えあり，再び新しい上司とも面談しました。

・X年12月：日記に新人が配属されることへの不安が記載されていたので，具体的内容を明らかにし，その対応を相談していくこととしました。

・X＋1年3月：職場での仔細な問題についても記載し相談してきますが，大きなトラブルは無くなってきました。

・X＋2年10月：職場の中で真面目さが評価され，その業績が表彰されたことが日記に記載されました。

・事例のまとめ：

　就労して初めて顕在化した事例です。真面目さをかわれて就労できましたが，コミュニケーションの課題が大きく不適応を呈しました。ASDの診断に基づいて，本人の自己特性の理解と，周囲の理解を促進するアプローチを開始しました。同時に日記指導を施行し，個別具体的な患者の困りごとを抽出しました。そこで見いだされた課題を，行動プロセスプログラミングを用いて処理していくことを継続し病態の顕著な改善が得られた事例です。

（2）症例提示2

・初診時：20歳，男性，無職。

・主訴：引きこもり状態が持続。

・家族歴・既往歴：特記無し。

・生活歴及び現病歴：

　長子として出生。発達上顕著な異常は認めなかったが幼少期より一人遊びは目立ち，種々のこだわりがありました。このため小学6年生より小児科にて高機能自閉症の診断で経過観察されてきました。X年3月，高校卒業後は自宅にて社会的引きこもりの状況が持続し6か月を経過したことや，父親に対する怒りから興奮状態に至ることが頻回となってきたこともあり，小児科医の勧めでX年10月当院当科初診となりました。

・初診時所見：

　会話内容は一方的で紋切り型の会話であり，やや繰り返しが多く，仔細なことへのこだわりが多くみられました。疎通は表面的で情緒的な交流はできにくい印象でした。父親についてはその養育態度や日頃の態度に怒りを表出しており，このことが家庭においてしばしば興奮状態をきたす理由となっていました。診断においては，幼少時からの経過及び外来診察所見より，ASDと診断しました。

・初診後1か月より日記指導を開始しました。2週に1回の通院とし，日々の状況を記録してもらうこととしました。すると患者は自分の名を冠した○○日記とタイトルをつけたノートを作成し，自分として特に主治医に報告したい内容には赤線を引いて持ってきました。

・X＋1年1月：最初は過剰な記載が多くみられましたが，1日半ページまでと決めました。日々の報告事項が多いので，一番伝えたい事をショートサマリーをとして2週間の最後に記載するように途中から指導しました。主治医のコメントは，要点のみを簡条書きしたものを手渡すことにしました。

・X＋1年2月：患者の記載がまとまってきました。父親に対する幼少期からの不満や，現在の家庭生活に関する種々のトラブルが記載されていました。

・X＋1年3月：日記では課題となる事象が整理され，それへの対処ができるようになってきたことが記載されました。また治療者に鉄道

雑誌を持って来たり，自分の生活の周囲の事象に視点が広がってきました。仕事を始める前にまず体力という指摘には，定期的にスポーツジム通うようになったことが記載されるようになりました。

・X＋1年4月：この頃より父親との接触を減らすことが進み，家庭内での生活に問題は目立って減少しました。目的を持った外出も増加しました。

・X＋1年7月：初めての一人旅が成功し，お土産を持参しました。

・X＋1年12月：実務資格獲得のための通信教育を開始しました。

・X＋2年6月：実務資格が獲得されたため就労を希望しました。

・X＋2年10月：就労のための面接を受け始め，就職に至りました。

・事例のまとめ

　ASDにおける不適応が顕著なひきこもり事例です。日記では過剰な羅列的記載が多く，最初は要点がつかみにくいようでしたが，回数を重ねて行くと次第に整理されてきました。それは診察時間内に，多くをきちんと伝えたいという本人の思いからでした。患者の思いが表現され，治療者の共感から関係が安定すると生活の現実的課題が明らかになってきました。そこで状況に合わせて具体的指示を日記の中で行って行きました。例えば，父との遭遇を避ける生活設定を行い，まずは日中にスポーツクラブに通い体力の向上と，生活時間の構造化を図っていきました。すると，日常生活が規則的になり，父へのこだわりも減り，学習課題への取り組みに至りました。患者の視点が現実的な課題に転換され，それを誘導し続けることで，短期間にひきこもりから就労に至りました。

❾ 日記の書き方による類型化

　ここで，「記載パターンによる特性の相違」について紹介します。

（1）一行記載型

　一定の適応的行動パターンから社会適応度が高いために記載は少ない。知的には標準から高いものまで種々。僅かな記載ながら状況や感情体験を尋ねると言語化はある程度可能。認知・行動パターンを把握しやすくスキルの指導はある程度容易。

（2）通常記載型

　いくつかの基本テーマを中心に自己の考えや感情が記載されまとまりは良い。記載内容の豊かさに比して，言語化には乏しい。日記を基にした面接における共感，評価，支持，スキルの指導は口頭でより記載したほうが定着しやすい。三型の中で最も効果が顕著。

（3）過剰記載型

　種々の情報が並列的に多量に記載されておりまとまりに欠ける。面接での言語化はほとんどできないか，来院せず日記のみを親が持参する。日記に共感，評価，支持，スキルの指導を記載すると反応は必ず得られる。治療患者関係は良好で，正確に日記は継続され治療者への配慮も時間経過ともに豊かになる印象。

　以上の記載特性をまとめると図4-5のようになります。

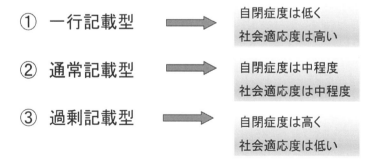

図4-5　3つの記載特性

❿ 記載形式の変化

日記療法は，書いてもらうことを続けていくと変化します。事例により，内容がマンネリ化し，患者はその中で不変であるといった印象を持たれたりしますが，丹念に眺めていくと，事例の生活状況を意外にも良く反映してくる場合があります。

過剰記載型の患者でも，環境調節が進むと記載内容が驚くほど簡略化し，要点のみの1行日記形態まで変化する事例も少なくありません。従って，状態像改善の指標としても日記には意味がある場合があると思われます。

⓫ 日記療法の限界：日記に繋げなかった事例

ASD事例で日記療法に繋げない事例も少なくありません。その限界の中で，特にASD治療を考えさせられる事例に遭遇しました。患者の内面の体験が読み取りにくい事例です。言語面では患者の体験内容が理解しにくいと思われたのですが，治療者のスタンス（対応）が患者の中に伝わり，治療に展開が見られました。ASD治療において何か大切なものを含んでいるように思われたので提示させて頂きます。

・症例3：28歳，男性，公務員。

・主訴：どのように生きて良いか分からない。

・生活歴・現病歴：

成長発達に顕著な課題はみとめられませんでした。就学すると，友人は少ないのですが，真面目な生徒として見られてきました。高卒後公務員となりましたが，職場でどのように振る舞うべきか悩むことが多く，不安焦燥が強くなってきました。仕事をしていても何となくズレを感じてきました。研修が終わると仕事を続けていくことに自信が無くなり，しだいにひきこもり状態となったことからX年4月近医初診となりました。

・診断および治療経過：
　前医が適応障害と診断し，休養と抗うつ薬の投与を施行しました。休んだら治ると言われ，薬も服用したが，改善しませんでした。医師が言っていることが何か外れていると感じていたようです。医師を信頼しようと思っていたのに裏切られたと感じたとのことでした。
　そこで転医を希望し，X年10月当院初診となりました。

・診断：適応障害，自閉スペクトラム症。

・症候特性：
　表情からみると情緒的反応はやや少なく，友人関係は狭いようです。会話に中に患者の独特の理解や誤用がみられました。こだわりが生活の習慣の随所にみとめられました。
　体験内容をもう少し知りたいと考えて，日記を勧めました。しかし，患者は正確に自分が表現できるか分からない。もし，違って受け取られるとまた誤解されてしまうと，日記を拒否しました。このため，もう一度，患者の「しっくりこない感じ」に焦点を当てながら，週1回30分の面接を3か月続けました。日記におけると同様に，体験を聞き，また患者の中で言葉に成りにくい何かがあることを一緒に共有していくように試みました。

・X+1年1月：しばらく続けていくと，患者の中での職場の不適応感は，周囲と同じようについて行けない不安を背景にしていること，それは実際には職場のなかでの作業課題が体力的な観点から困難が少なくないことに起因していたことが明らかになってきました。

・X+1年3月：患者の方から病気のような状態が抜け出て，前のような落ち込み感がない，前に進めるような気持ちが現れてきたと語られました。

・事例のまとめ：
　患者の認知機能水準に留意し，日記による明確化，構造化，具体化の3つのプロセスは，患者の成熟を促進する過程があるように思われます。このような

過程で体験として自己有効感を感じ，社会参加において安定した自己肯定感を獲得していく事例は少なくありません。ただしこの事例では患者の中に強い反発が認められ，通常のプロセスが治療的ではありませんでした。日記のような言語的な交流には限界を感じる事例がASDでは時々遭遇します。言語というツールが，共有されていない感じがある事例です。患者独特の体験や思考を理解することが困難で，まるで未開の部族の人々に遭遇したかの様にさえ感じるものです。体験世界や使用言葉が共有されていないことをどう乗り越えていけるかが課題です。そこでは本事例のように，原初的関係性構築から始め，体験を患者の世界像に合わせ，治療的態度と言葉で紡いで行くような丹念な作業が重要と思われます。

⓬ おわりに

　森田療法で用いられてきた日記療法を援用し，ASD without MRの治療に活用する方法について概説しました。治療の目標は，基本的生活スキルの習得，関係性の構築，自己肯定感の向上です。日記という技法を通じて，構造化・明確化・具体化を続けながら，曖昧な世界に生き抜く術を治療者が寄り添いつつ伝えていくことが，患者の精神症状の改善と自己肯定感の基盤を築いていくのではないかと考えられます。最後に提示した，自己肯定感の課題に敏感なASD事例では，容易には相互理解や信頼関係を得難いものの，患者独自の「不適合感」に気づきや共感を与えながら，丹念に患者世界と現実生活との架橋を図っていく必要があると思われます。

─────────── 引用・参考文献 ───────────

小野和哉，沖野慎治，中村晃士，中山和彦（2014）思春期以降の知的障害のない自閉スペクトラム症（ASD without Intellectual Disability）の人たちに対する日記療法的接近：日記療法併用症例の経過検討から．精神療法．40(6)，869-880．

第5章

自閉スペクトラム症のある人への精神療法の基本姿勢
── 事例からの検討

東京大学相談支援研究開発センター コミュニケーション・サポートルーム　綱島三恵

こころとそだちのクリニック むすびめ　田中康雄

❶ 事例報告（綱島）

（1）はじめに

　大学進学までに診断を受けていない知能の高い自閉スペクトラム症（以下，ASD）者は，受動的な教科学習の成績が良好であるため，高校までは発達障害に関連した不適応は顕在化しにくい場合があります。本章では大学進学後にレポートや発表等の課題が増えたことで単位取得困難となり，発達障害の特性が明らかとなった事例を報告します。なお，ご本人には発表の主旨を説明し同意を得ています。

（2）コミュニケーション・サポートルームに繋がるまでの経過

　大学入学後，同好会に所属し，先輩から紹介されたアルバイトを行い，単位を順調に取得するなど2年生までは大きな問題はありませんでした。しかしながら，自分の考えをまとめることが非常に苦手であり，3年生からレポートや発表の課題が急激に増えたことにより，課題未提出や発表不参加の状態が続きます。その後，発表で言葉に詰まってしまったことをきっかけに自宅にひきこもるようになり，単位不足で留年が確定しました。現状を親御さんに伝え，学生相談室の利用を勧められたことにより，相談に繋がります。それまで医療機関を含めて相談履歴はありませんでした。後日談としてご本人からは，「相手に対して何をどこまで説明すればいいのか分からないため，相談の仕方が分からなかった」とのコメントがありました。学生相談室では，前任の臨床心理士の先生が，WAIS-Ⅲ等検査をしていました。WAIS-Ⅲの検査時間は合計4時

間55分掛かっていました。通常であれば途中で中断されるところですが，前任の先生が大変粘り強く真摯に向き合ったため，この結果を手にすることができました。検査の下位項目である「単語」は55分掛かっていました。何かを相手に説明する場合のご本人の思考パターンは，例えば言語的意味について説明を求められた場合，いくつもの言葉が頭に浮かび，それを一つ一つご本人にとってピッタリとした感じがするかどうか選別した上で，さらに，選別されたことばを組み立てるという行程です。また，一度選び出された言葉も再度検討されることも多く，自分の考えを紡ぎ出すのに非常に時間が掛かります。しかしながら，語彙は非常に豊富であり自分の考えを持っている場合も少なくありません。このため，検査時間が大変長くなったものと考えられます。

　心理検査等の所見は，本人と母親に伝えられ，その中で発達障害ついて言及がされました。その後，資料作成がまったく出来ない等の理由から相談室から所属部局へ修学上の配慮依頼を申請し，課題の代替えがなされました。卒業論文は，学科教員全員に特性について情報共有をしてもらい，本人が関心を持てるテーマを研究している研究室で，尚且つ丁寧な指導ができる教員が選ばれ，研究室配属が変更となりました。その後，1年半かけて卒業論文を完成させ，最後に実施される発表も個別に実施されました。学部卒業までに2回留年をしたため，大学院試験は計3回受験（3回経験した学部4年で大学院入試を受験）しましたが，いずれも好成績を納めていました。このエピソードからも，文章や資料の作成等まとめることが苦手である一方で，試験に必要な教科的学習は大変得意なことが分かります。

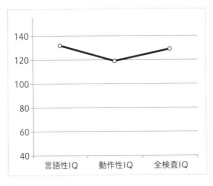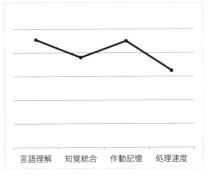

図5-1　WAIS-Ⅲの結果

大学院進学にあたり，専攻の関係教員で話し合いが行われ，本人の特性，研究内容，本人の意向を踏まえ所属先が決まりました。また，学部卒業後は所属部局の相談室が利用出来なくなるため，全学向けの支援を行うコミュニケーション・サポートルームに紹介となりました。相談室の引き継ぎ事項としては，課題等負荷が掛かると連絡が取れなくなる，確信が持てないことを表出したくないという信念があり，言語のアウトプットに非常に時間が掛かるが，深く物事を考えて意見を持っていることが多い，真面目で教員から好意を持たれる等の特徴が挙げられていました。

（3）コミュニケーション・サポートルームにおける経過

　大学院進学後，母親同席のもと初めての面接を行いました。ご本人からは，「研究室には毎日通い課題をこなしている，困りごとはない」との報告を受けました。ただし，1つの質問に対して言葉が出て来るまでに短くとも2，3分，長いと5分以上掛かり，返答は一言，二言で終わっていました。筆者が初めて会った際は，大変緊張が高く，朴訥として大人しい印象を受けました。

①小学・中学・高校時代の様子

　面接を継続的に行う中で，小学・中学・高校時代の様子が話されました。小学校では，「人に関わることに対して頓着なく，今より自然に振る舞うことが出来ていた，周りを気にしていなかったため，関わりたくないという思いはなかった，相手のことばに対して反射的に反応することは前から苦手だった」，中学校では，「難しい漢字の読み方を調べることを楽しみにしていたが，興味を示してくれる友人がおらず孤立していた，クラスメイトからは変な奴だと思われ自覚もあったがどうしたらよいかわからなかった，この頃から他人が何を考えているのか理解出来ず，勉学に没頭するようになった，美術や図工など自由度が高いと何を行えばよいか全く分からず誰にも聞けずにいた，一般的な考えや基準に馴染めず，この基準を耳に入れたくないと考えていた」と語られました。母親からの情報では，「今まで特別なことはなく，中学校でも担任教員から日記が3行程度で少ないと指導を受けたくらいであり，家族とのやり取りで特異な点は見当たらなかった」とのことでした。しかしながら，大学でのカウンセリングを通して，全く話せない本人の様子を目の当たりにして，これは普通ではないと初めて問題に気付いたとのことでした。

②思いをことばにすることの困難さ

　自分の考えをアウトプットすることに大変時間は掛かるのですが，意見を持っていることが多いため，こちらはいくらでも待つので，自分の考えや思いを出来るだけ言葉にして頂きたいと，面談の初期段階から伝えていました。また，ストレスが掛かると音信不通で不登校になるため，何度連絡をしても通じない場合は，家族に筆者から電話をすることの了解を得ました。毎回の面接では，本人の困りごとをひとつひとつ大切に聞いて，必要があれば教員と連絡を取り合い，その都度解決していく方策を取りました。

　自分の意見を言葉にすることにとても慎重であるため，カウンセリングでは，このことがよく話題に上がりました。

　自分の考えを話すことについては「反応に時間が掛かるのが嫌だとかプレッシャーとは思わないが，どう伝えたらよいかよく分からないことも多い」と説明していました。

　自分の意見を言うことに対しては，「人との関わりは煩わしく感じ，間違ったことを言った時に正したり謝罪したりしなくてはならない，最初から間違ったことを言わないようにするために発言に時間が掛かるようになった」との言及がありました。

　また，自分の言葉を相手に伝えるプロセスについては，「考えにはイメージがある，そのイメージに合う言葉を探し，さらにそれを人に伝わるように組み立てるため時間が掛かる，研究において分からないことがあっても，何が分からないかを人に伝えるための言葉を探すのに時間が掛かる。理解されないのではないかと恐れ，伝えないことも多い」等が語られました。

③修学上で求められることと能力の限界に対する葛藤

　学部時代同様，大学院入学後もレポートや発表資料作成に膨大な時間を要しました。コミュニケーション・サポートルームには学習室があります。この学習室では，過敏さにより集中が困難である学生さん対して，デスクを個別にパーテーションで区切り，ノイズキャンセルのヘッドホンを貸し出すなど，刺激を出来るだけ排し，集中しやすい環境を提供しています。この学習室で2，3時間課題に取り組んで頂きましたが，5行程しか書けないこともありました。

　修学場面において配慮を受けることも多くありました。例えば，授業でプレゼンテーションを求められますが，資料がまったく書き進められず筆記試験へ

第5章 自閉スペクトラム症のある人への精神療法の基本姿勢

の代替が了承されました。このような配慮を受けながら単位取得を目指す中で，本人が珍しく感情的になることがありました。この時は「情報をまとめることが向いてないしやりたくない，一般的な正しさの基準が分からない，物事に正しい正しくないはないと思うが，一般的に求められるため，どうしたらよいか分からない，自分の言葉も他人の言葉も信用できない」と言って面接が終わりました。その後，1週間来室されず連絡が取れませんでしたが，2週間後に面接を行うことが出来ました。この時には，「自分の論理的でない考えやイメージを論理的とされている論文などの情報を集めてきて論理的な物事として論じる研究に抵抗がある」と話されました。一方で，同じ研究であっても，やるべきことが明確に決まっている作業を実行している間は，楽しそうに進めていました。研究を行う上で求められる事柄と本人の思いに葛藤が生じている様子でしたので，筆者からは「物事の正しい正しくないではなく，出来る限り自分の思いや考えを遠慮せずに素直に表現してほしい」と面接で繰り返し伝えました。一方で，考えや思いについて表現を求めることが本人に負担を掛けてしまっているのではないか，そうだとすればどうすればよいか，どのようにすれば本人の世界を不用意に脅かさずに理解出来るのか，本人の訴えを感度良く受け取ることができているのか等々筆者は悩みました。

④自分と他人の考えのすり合わせ

　長期休暇後，研究室を休んでいるという報告を指導教員と本人から受けました。心配した教員がメールを出しましたが返信はなかったようです。メールに関しては，メール内容に一つでも引っかかることがあると，その先が見いだせず，フリーズして放置することが多く，やがて締め切りを過ぎるということをくり返していました。教員からのメールに対しても，「どのように返せば相手に伝わるのか」と考えるうちにわからなくなって放っておくことになったようです。

　その後，本人と教員，筆者で三者面接を行いましたが，教員からは「研究が出来ないと大学院にいるのは難しい」との話しがあり，それに対して本人からは「研究が嫌なわけではない」と説明があり，方向性を見いだせないまま話し合いが終わりました。その後，連絡が取れなくなり2週間後に来室されました。その時に研究室に行けない理由として挙げられたのは，「人に影響を与えるのも与えられるのも嫌，見られることが苦痛で，人との関わりが大きなことのよ

うに感じられる，常識がわからない，煩わしい，常識を押し付けられることに怒りを感じる」というものでした。その後，やや不安定となり，「論文を書くのも議論をするのも嫌，研究へのモチベーションが下がっている」と言い，ある時は「研究が嫌なのではなく，人との関わりが辛かった」と語るなど，気持ちの揺れ動きとそれに伴う苦しみが見受けられました。

⑤人と関わることへの混乱

教員とのやりとり等を通して，他者と関わることへの本人の思いが多く語られるようになりました。「周囲と関わることで出てくる変化をどう処理したらよいか分からないし嫌だと感じる，他者の意見を聞くことで自分の考えが歪み，自分の考えが見えなくなってしまう。自分の意見が明確でないのと，反応に時間がかかるため，相手に誘導され自分の考えでないところに行きついてしまう，自分の殻に閉じこもりすぎて外に出る自分が想像できない，とはいえ，できることなら，聞いてもらえるなら，自分の気持ちを伝えたいが，ちゃんと伝えなくてはという思いが強いため，こだわってしまう」など思いを明かしていました。

⑥見立て

自分の考えを表現することが，こだわりのため大変時間を要します。二者関係における経験が少なく，瞬時に反応ができないなど自分の考えを相手に伝える術がないため，周囲から理解されない経験が繰り返されていたようです。例えば，話している内容が流されたり，本人の考えとは異なる方向で話しが進んでしまったり等です。しかし，本人の中には言語化できずとも考えがあることが多いため，聞き手がじっくりと脅かさずに待つことができれば，何かしら反応があることが多いです。また，他者に対して被侵入感を抱きやすく，回避することで自己を守ってきました。他者に対して諦めと絶望が入り交じった感情と，わかり合えることを期待する気持ちとの葛藤が生じていたのです。このため，面接場面で自分の考えや思いを安全な形で表現する経験を積むことで，恐れを低減することを目指しました。一方で，こちらから意見を求めることに注力しすぎて，本人の内面を脅かさないように慎重に対応しました。考えごとをしている時は，手をひらひらと動かしたり，小さな声で独り言を言うなどの特徴があったので，その時は「ゆっくり考えて」とか「待っているから」と伝えて，こちらも待つモードでゆったりした態度を取っていました。

⑦限界へのいらだち

その後も，人との関わりについて面接で話し合いが続きました。「人とは触れあいたくはないが今のままではダメだということは分かっている，自分の直感と言葉にギャップがある，言葉にしようとするともっと分からなくなる，相手に伝わる言葉で話したいとこだわってしまう，親に対しても本当は一枚壁がある」など，両親への思いも初めて語られました。

試験・レポート提出の時期になると，支援を受けることへの苦しみが語られるようになりました。「配慮を受けてもやるべきことができるようになっているわけではないので退学を考えている，だが退学は逃げることになる，人の力を借りて物事を進めてもそれは自分の力ではない，すぐに次に出来ないことが生じてまた進められなくなる，言葉に出来ないことが全ての苦悩の原因だ」と訴えていました。限界を認識しながら，変われないでいる自分へのいらだちにも感じられました。また，「退学したら働くことになるが，人と関わることが憂鬱で生きていたくもない，他者の意見が入ってくるとどうしても窮屈になってしまう，出来るなら守られた中で出来ることだけをしていたい，そうやって人と関わりたくないと願いながら人のことを気にして上手く振る舞えない自分がいる」と説明していました。

⑧障害者雇用

本人の承諾を得て母親に連絡をし，授業に出席をしておらず単位が取得できていない，大学院中退を考えていること，就職に関して消極的だが，障害者枠も選択肢の一つであることを伝えました。その後，両親で話し合い，「専門機関でそのように判断されたのならそうなのだと思う。分からないことばかりだが，親として何が出来るか考えたい」と意見を頂きました。本人にも障害者就労について説明をしましたが，「以前の相談室でも話が上がっていた，一つの選択肢として嫌ではない」とあっさりとした反応であり，精神障害者保健福祉手帳の申請を進めることになりました。

⑨就職活動を控えた不安と混乱

この時期から働くことがより現実的になってきますが，「働くことが全くイメージ出来ない，現状をずっと続けることが不可能なのは理解しているが将来について考えられない，新たなことを始めて自分のことが嫌いになりそうで辛い」

と拒否的な態度を示す一方で,「働くことも仕方ない」と受け入れの姿勢を見せるなど,心が揺れ動いている様子が伺えました。また,本人からは「小学校の頃から人と関わることができないと感じていた,世の中の普通がまったく分からない,家族とも誰とも本当に分かり合えたことはない」等,幼少期から抱えていた思いや家族への言及がありました。

　大学院中退を検討していたため,研究室の教員と本人,筆者で三者面談を行いました。この時は今までになく大変緊張していました。障害者就労を考えていることなどを伝えましたが,教員からは「他学生と比べて学力的には問題はない,専門性を生かす仕事であれば働けるのではないか」とアドバイス頂きました。教員との面談後,「働くことに対する恐怖感もある,誰とも分かり合えない,他人を攻撃したい気持ちになる一方で,分かり合えるならそういう人がほしいという思いもある,誰とも分かり合えなくて本当は寂しい,分かり合えるならわかり合いたいが,分かり合えるとはどういうことなのか自分でも分からない」等が語られました。少しずつ他人を頼りたい気持ちを言葉にしている一方で,心の揺れはいまだ大きいため,慎重に対応したいと考えました。

⑩障害者雇用に向けた就職活動

　就職活動を本格的に開始するにあたって,働くことについて本人の考えを確認すると,「働きたい気持ちはある,勤務地は地元や首都圏どちらでもよい」とあっさりとした態度でした。就職活動に集中するために,大学院の休学手続きを行い,手帳申請手続きも完了しました。その後,就労移行支援事務所に一緒に見学に行きましたが,見学先の職業訓練における指示的な雰囲気に圧倒されてしまいました。その後の面接においては,「世の中や理不尽な出来事に対する反抗心,自分勝手な人たちばかり,同じものが自分の中にもあると思うと同時に,こんな人たちとは違うと思いたい,そこに組み込まれたくない,自分には意思を通す熱がない,働きたくないわけではない」と混乱している様子でした。

　訓練に対する混乱を目の当たりにしたため,次の策として障害者雇用の企業インターンを紹介しました。インターンの主旨は,訓練ではなく経験してみることが中心であると丁寧に説明し承諾を得ました。その後,企業から採用面接のためのエントリーシートの提出を求められました。インターン企業から求められていた履歴書等の必要書類を一緒に作成します。文章をまとめることに大

変な時間と労力が必要であるため，分量が決して多くはない書類であっても悪戦苦闘，困難の連続でした。企業からの質問事項に対して，本人にとってぴったりする単語を出来るだけ多く出してもらい，それらを組み立てる作業を一緒にくり返し行いました。また，この作業が誘導にならないように，出来る限り注意を払ったつもりですが，振り返ると，どうしても決められず筆者が最後の決断をすることも多かったように思い出され，どこまで本人の思いをくみ取れたかは非常に不安です。この時に本人は「自分で書いたエントリーシートではない，最終的には提出したが出すべきか悩んだ，自分の意見がある時でさえ自分のことばで話せないことに対してくやしいと思う」と語っていました。このくやしいという言葉の中には，変わりたいという思いが今まで以上に含まれている印象を受けました。

　企業からは，具体的な配慮について意見を求められましたが，「自分でもどういう場が働きやすいのか分からない」と言って止まってしまいました。このような状況を受けて，より具体的で詳細な質問表を企業の担当者に作ってもらい，一つ一つの回答を一緒に考えました。このようなやりとりをする中で，本人からは「今まで就職活動に気持ちが向かなかったのは，自分のことをまとめて伝えることが出来ないし抵抗もあるから」「でも機会があるならやってみたいという思いはある」「インターンも含めてレールを引いてもらってその通りにやっているだけ，自分の力で出来ないことが嫌だ」等，働くことへの拒否的な感情が以前よりも和らいでいる一方で，自己を否定する発言が増えていました。

　その後のインターンの一次面接では，聞かれたことにはしっかりと答え，人事の方から大変高い評価を受けました。一方で，睡眠の乱れを指摘され改善を求められたため，睡眠表の記載を開始し，当室で週に1回来訪する精神科医に月2〜4回のペースで睡眠改善目的の診察を受けるようになりました。

　就職活動という新たな取り組みを行ってはいましたが，環境変化が大変苦手であるため，このことについて，面談で話題に上がることが増えました。本人は，「新しいことに取り組むことは好きではない」「何もしないよりは何かした方がましだけど，すごくエネルギーを使うので疲れる」と説明しました。ただし，実際はやるべきことはこなせていました。

　インターンの二次面接では，受け入れ部署の方も同席し，面接での対応や人柄の良さを褒めて頂き，インターンへの参加が決まりました。参加が決まったことで，自分の意見を述べることに対する思いが語られることが増えていきま

した。「自分が意見を言って，それに対して他人が意見を述べると，自分の世界が脅かされる気がしている，ひとつ理解出来ないことがあると，そこから波及してもっと沢山の理解出来ないことが出て来ると想像される，そういう理解されないことの中にいると思うと恐ろしくなる，自分の世界が脅かされる，意見に対してどう返したら分からない」と訴えていました。また，この時期に母親から筆者に，「先日，本人から障害者枠で就職をすること，インターンに参加することを電話で聞いた，親として何もしていなかったので申し訳なく思った，今後ともよろしくお願いします」と連絡がありました。

⑪インターン参加

　インターンは，本人も緊張していますし，初めてのことであるため，当初は不安の方が大きい状態でした。本人からも「誰かと話したら自分は常に一貫していないといけないと思う，違った場合相手から何故かを問われ，余計なコミュニケーションが増えて自分がガード出来なくなる」「仕事に関するだけなら答えられると思うが，それ以外のことを聞かれると困る」と語られました。

　インターンが始まると，受け入れ部署の体制がとても良かったため，結果的には安心して通うことが出来ました。インターン期間中，当初は筆者が電話面接を行っていましたが，大きな問題がないため途中で取りやめる程でした。「意見を求められると上手く答えられず，どうすればよいか分からず困惑した」とのコメントもありましたが，そういった本人の状態を含めて部署の方が受け止めて下さり，緊張しつつも安定して過ごしていたようでした。最終的には契約社員として内定を獲得し，大学院を中退しました。また卒業後は，睡眠指導をしていた精神科医の勤務先で引き続き診察を受けることになりました。

⑫働くことへの不安と葛藤

　内定獲得後も面談を継続的に行っていましたが，働くことについて最後まで葛藤や苦しさを語っていました。「説明しようとすると自分の考えが分からなくなってしまう，いろいろと行動できない自分が嫌い，自分の考えとは別の方向に話が進んだ場合，最終的な責任は自分が取らなくてはいけないのではないかと考えて怖い，自分には訂正する力がない」と説明していました。また，「職場で同じ部屋に人がいるのが緊張する，働きたい意欲はあるが，どういう場が働きやすいのか，どんな配慮が欲しいのか自分で分からない，職場で関係が濃

くなると，余計なコミュニケーションが増えるため，自分を守ることが出来ずに不安だ」とも話していました。卒業した場合，コミュニケーション・サポートルームを利用出来なくなるため，彼の不安をどうしたら少しでも和らげることができるのかと試行錯誤しましたが，結果的に難しかったと感じています。

⑬**本人の魅力**

　筆者がカウンセラーとして面談を続ける中で，本人のとても温かい人柄を感じていました。組織や全体に対して攻撃性を抱くことはありますが，誰か個人に対して不満を向けることは決してしない，純粋性というようなものをいつも目の当たりにしていました。また，その穏やかな佇まいは周囲に安心感を与え，関係する人から可愛がられることが多い印象を抱いていました。ただし，本人が周囲が抱く信頼感や好感をダイレクトに受け取ることが難しいため，このようなことを明示的に説明し，それは勉強やスキルでは獲得出来ない人間的な魅力なのだとくり返し伝えました。最後は「うれしかった，そうなるといいなと自分でも思っていた」と言葉にしてくれました。

（4）検討事項

　主体が確立されておらず，自己への被侵入感が強く，心が剥き出しの状態と見立てていました。主体を育てるためにも，本人が言語化出来ずとも感じている思いや考えを出来るだけ表現してもうよう関わっていました。言いたいことがありそうな時は，可能な限り言葉を待つなど，本人の世界を脅かさずに，けれど語ってもらうことに注意を払いました。一般的にASDの治療に多く用いられるような，受容的態度は重要であると考えていますが，それだけでは本人が自分自身の言葉で表現が出来るようになるには不足でした。筆者が，様々な可能性を考慮しつつ，提案することはありましたが，提示しすぎて本人が意見を変えるようでは本末転倒になってしまいます。どのくらい出して，どのくらい引けばいいのか，沈黙の中に彼は今どういう状態にあるのかを感じ取ろうとしたのですが，分からないと思うこともありました。ここをより感度よく関わるにはどうしたらよかったかということと，働くことに対する恐怖や焦りを最後まで語っていたので，この感情を本人がより受け止められるようになるにはどのような関わりが考えられたか，検討事項として挙げました。

❷ 事例報告へのコメント　（田中）

（1）はじめに：事例提供への感謝と僕の立場

　綱島先生，ご報告ありがとうございます。そして事例として登場されたかた，これ以降便宜上Ａくんとさせていただきますが，Ａくんの危うい時期に伴走されたことに心から感謝と慰労をさせていただければと思います。ご苦労様でした。そしてありがとうございます。

　僕は，実はこうした「事例検討」があまり得意ではありません。というのは，事例検討では，語られた関わり以上の有効な関わりを考えても，おそらく大きくズレるものだろうと思ったり，外に向けて「発表」すると，どこか，密やかな二者関係を漏洩したことで，治療（支援）関係に歪みが生じてしまうのではないかと感じるからです。

　しかし，幸いＡくんとの関わりは一応終結した，ということでの公表なので，少なくともＡくんへの大きな影響は生じえないだろうと祈っています。

　いずれにしても綱島先生とＡくんとの良好な関係性を壊すことがないように，今回綱島先生が語られた内容に沿ってコメントを述べたいと思います。

（2）前提・その1：僕の「自閉スペクトラム症」の理解

　人は，生来的な特性とそだちから学んだ事柄を常にバージョンアップして生活をされている，と僕は理解しています。誰一人としてまったく同じ人生を送っているはずはありません。それは，似た特性を持ちながらも，それぞれはまた別の特性を持ち，生活されていて，たくさんの方の出会いから，痛みと喜びを後天的に獲得し，それをまた人生に落とし込んでいくからです。

　「前提・その1」として，まず僕の「自閉スペクトラム症」に対する理解を述べておきます。

　自閉スペクトラム症（ASD）という名称は2013年に改訂された診断基準のひとつ，DSM-5（APA, 2013）で新たに位置づけられた神経発達障害群に含まれて，登場しました。国際的な診基準とは，このDSM-5と早晩正式に採用予定のICD-11となりますが，わが国では，現在ICD-10（1992）という国際的診断基準を公文書では採用しています。

　いずれにしても，この「障害」は，1943年にカナー（Kanner, L.）が，「情緒的接触の自閉的障害」として11人の子どもを報告し（Kanner, L., 1943），翌

1944年にカナー（Kanner, L.）自身が「早期幼児自閉症」と表記を改めたこと（Kanner, 1944）を嚆矢としています。同時期に，ウィーンの小児科医であるアスペルガー（Asperger, H.）は，全く独自に「事物や人間への人格的な接触の狭さが本質的に基本的な障害」と報告した4人の男児に「自閉的精神病質」と名付けています（Asperger, 1944）。後に自閉症と呼ばれるようになったカナー（Kanner, L.）の症例からはじまった障害の基本的病因（Kanner, 1943）を巡っては，当初，統合失調症の最早期発現型として世界的な注目を浴び，その後情緒障害説が採用され，機能性から器質性へと病因が移り，言語・認知障害説を経て，現在は社会性の障害が注目されていますが，まだまだ暗中模索といったところです。アスペルガー（Asperger, H.）が報告したタイプは，1981年にウイング（Wing, L.）が「アスペルガー症候群－臨床的記述」という論文（Wing, 1981）で耳目を集めるまでは大きく注目されることはありませんでした。

　DSM-5では，これまでは自閉症とアスペルガー症候群と大きく二分され，その総称として広汎性発達障害という名称が使用されてきたものを，その下位診断名をなくして，自閉スペクトラム症と総括しました。そのうえでその特徴を，①社会的コミュニケーションおよび相互関係における持続的障害と②限定された反復する様式の行動，興味，活動の2つにまとめ，感覚の過敏さを②に含めました。

　僕はこの特性を生来的に「強く」お持ちのかたというのは，「常に自らの感覚の過敏さに疲弊し怯え，それでいて，その感覚を生きる術として，羅針盤にしているために」他者との関わりのきっかけやその継続の仕方が体得あるいは直観しにくい，言葉や表情などからやりとりの機微を上手に掴みかねる，現実やルールを臨機応変に変更して実施することに違和感と戸惑いを感じている，と理解しています。

（3）前提・その2：その特性を「強く」もって生きるかたと家族の思いとそれに対する精神療法的アプローチ

　人は一般的に「たったひとりで生まれ」，対面した未知の世界に対して強い不安と寄る辺なさという恐怖を抱くのではないでしょうか。それは常に不安緊迫感を生む戦慄した体感であり，子どもたちは，その戦慄を除去するシステムを生後から急激に作動するのではないでしょうか。それが，親を初めとする周囲の人々からの無償の愛情と奉仕に満ちた関与であることは自明で，それらに

包まれることで子どもは，護られ感を抱きながら，そだっていくと思います。

　すると，僕は，まず関係性のなかで成立した二者関係を基盤に，そこからはじめて一人という感覚を実感する，と思っています。一人を自覚してから二人を理解するのでなく，実は二人という保護感という感覚の中で，その相手と離れたり，一緒にいたりを体験した上で，一人という感覚を実感することができる，ということです。

　しかし，僕はASDという特性を強くお持ちのかたというは，この非常な不安・緊迫感を生む戦慄を，そうしたそだちの過程によって解消することに，非常な困難性を抱えていると想像しています。そして，おそらく当初の不安や緊迫感を生じさせる外界からの影響を，過剰な感覚過敏を持っているが故に，避けることが出来ず，常に神経を研ぎ澄ませ，この得体のしれない世界にたった一人で向きあっている，と思います。安心が提供される二者関係を獲得することなく，一人で世界に対峙するかれらにとって，世界が常に自分を中心に転回するようにと願い，己が理解しやすいよう世界を唯一絶対的存在として意味づけようとするのも当然です。かれらは世界からの関わりを激しく拒否，拒絶し，あるいは，自分だけの世界に固くひきこもり，また，世界の一貫性を獲得するために執拗に確認行為を繰り返し，世界を手に入れようとしていると，僕は理解します。

　だからこそ，かれらと強い関わりを持とうとする最初の二者関係の片方である親は，「受け入れて貰えていない」という拒否感に，心が折れてしまいがちになるはずです。

　強く支配しようとしたり，多くの助言を受けあの手この手の関わりを駆使しても結果，相手の壁に阻まれ続けることで，激しい無力感を生み，親としての自己評価を落とし続けてしまい，その親の思いは，さらに二者関係の成立に大きな影を落とし続ける，という悪循環を作り出します。

　かれらの特性がその時代，その時々の生活環境において，どのように受け止められ拒絶されたかによって，その特性が良きものは，不問に付す程度か，大きな生活の躓きとして評価されることになります。「得体の知れない世界」が，その後の人生でどのような世界に変化して，その人と家族に関わりつづけてきたかが，後天的な環境要因となり，それによって，かれらやその家族の人生は大きく変化するはずだろうというのが，僕の「発達障害」全般に及ぶ理解となります。

だからこそ，精神科臨床において，大切なことは，障害特性を把握するだけでなく，そのかたと家族が，どのような思いで生き続けてきたか，その生活の有り様に思いを馳せ，実態把握と，想像力を持って，関わろうとすることが僕の「発達障害」があると想定された方々への精神療法的アプローチとなります。

（４）綱島先生の関わりに沿ったコメント

　以降は，記載された内容に沿って，適時，僕は相談されたり報告を聞いた場面という想定で，綱島先生に対話するつもりで書いていきたいと思います。
　前述したように，事例検討は，ここに書かれていないものにこそ，大きな転回点があったり，出会うことがなかったときが重要だったりします。しかしそれについて言及することはできません。また事例検討は，すべてを出し切られた内容に対する後出しじゃんけんのようなもので，決して負けることがない，という卑怯な立場でコメントすることでもあります。
　日々真剣勝負の出会いに対して，こうした失礼な優位性をもった立場からのコメントであることを，承知したうえでお読みいただければ幸いです。

①「コミュニケーション・サポートルームに繋がるまでの経過」から
──家族へのサポート

　Ａくんは，大学進学後，２年生までは，一見順調に生活されてきたようです。しかし，自分の思いを「他者」に分かるように言葉を選び発することがとても苦手で，プライベートであれば参加しないとか，押し黙るという自己調整でのりきれても，授業などで回避することは難しいため，その場に行かない，という究極の自己調整を図りました。
　当然それは，大学のルールからすると良くないことであり，なにかしらの「支援」を必要とする方と，規定されました。
　以下は，僕の経験上の理解です。知的能力に優れたかたですと，わが国では，日々の生活にかなりの異議申し立てをして，ときに激しい行動化を起こさない限り，高校まで，あるいは大学もゼミ発表の機会を得るまでは，受動的に過ごせ，試験結果が悪くない限り「支援」が提案される機会を得ることは困難です。特に進学校であればあるほど，試験結果が全てであり，日々の対人交流の質は，教員からも注目されたり，心配されることもあまりありません。
　ここではＡくんの知識や語彙の豊富さが強みであることが判明します。

WAIS-Ⅲからは，下位項目の詳細は表記されていませんが，記憶力と理解力の強さは明らかです。しかし，おそらく，慎重に事を運ぶために失敗率は落とせても効率はそれほど良くない（処理速度が弱み）かたであろうし，目の付け所が特異的あるいは，概略（知覚統合も弱み）を掴んで実行するよりも石橋をたたき壊すまで慎重な点検を隅々まで行いそうなかたかと想定できます。

　そのうえでAくんの「相手に対して何をどこまで説明すればいいのか分からないため，相談の仕方が分からなかった」というコメントは，一緒にだれかと相談する，という二者関係の成立がなかなか難しいなかで，ずっと自身の能力に支えられ一人で生きてきた姿を想像させます。

　すると，「相談に来てくれてありがとう。慣れないことで，戸惑うかもしれないけれど，これから，一緒にいろいろと考えていきましょう。ここでできることは……」と，僕ができるメニューを具体的に提案することができるかなと思います。

　検査された先生の「何かを相手に説明する場合のご本人の思考パターンは，例えば言語的意味について説明を求められた場合，いくつもの言葉が頭に浮かび，それをひとつひとつご本人にとってピッタリとした感じがするかどうか選別した上で，さらに，選別されたことばを組み立てるという工程を得ます。また，一度選び出された言葉も再度検討されることも多く，自分の考えを紡ぎ出すのに非常に時間が掛かります。」という観察とAくん理解は出色です。これを受けて僕はきっと，これ以降，僕の言葉がAくんにきちんとぴったりと腑に落ちるよう選別できているかを，自己点検していくことになるはずです。わかりにくい言葉，観念的な言葉，抽象的な言葉，輪郭の不明瞭なふわふわした言葉，勢いやノリでの言葉，などは発しないように，細心の注意を払うべきだと自覚したいと思います。それが4時間55分もかけて取り組んでくれたAくんに対して，まずすぐに出来るお返しと心がけたいと思います。

　次に，ここで本人とお母様に「発達障害」について言及したということですが，僕は，成人以降の場合，なにをおいてもご両親から，そだちの歴史を聴き取ります。生下時からの家族の思い，特にお母様の多くは，そだちの過程で，さまざまな心配と確信を持ち続けます。Aくんのように，これまで医療機関の相談履歴がない場合は，Aくんが相談相手を選別できなかったように，お母様もまた，いつ，どのような相談を専門機関にするべきか，日々戸惑い，心配と確信に右往左往しながら，その不安をこれまで一人抱えておいでだったかもしれま

せん。その親の，お母様の思いを，そだちの歴史を聞かせていただきながら，その孤軍奮闘に感謝と労いの言葉を贈りたいと思います。

　すると，お母様にも「長い間，本当のよく関わり，育ててきましたね。ご苦労様でした。素晴らしいことです。これまで大きく躓くことがなかったのは，もちろんＡくんの力もありますが，おそらくお母様を中心にしたご家族の支えがあってのことでしょう。でも，そろそろ，Ａくんも自分の得手不得手を自覚しながら，今回のような完全撤退をすることなく，上手に社会で生活する道を，時間をかけてわれわれも一緒に探していきたいと思います。お母様の肩の荷を分けて下さい」と伝えることが出来ます。そしてＡくんへの声かけのヒントなどをお母様から教えていただくようにします。心理検査からみても，Ａくんと言葉のやりとりをしていくことはかなりの苦労があったのではないかと思うからです。

　僕は，日々の臨床では，こうした過去の整理と生活の有り様をできるだけ把握したうえで，今は生活の障害となっているＡくんの特性について言及したいと思っています。そのうえで，さまざまな生活支援につなげるために，大学内の教師との共通言語として，「自閉スペクトラム症」という名称が活用できることを伝えます。この名称はあくまでも今後の支援のための関係性を樹立するうえで必要で，誤解を避けるためでもあり，その方の特性の一部を明確にするためのパスポートのようなものであると伝えます。

　Ａくんの大学も，その共通言語により，一気に支援体制が整備されました。

② 「コミュニケーション・サポートルームにおける経過」から
　　──本人へのサポート

　後出しじゃんけんなので，申し訳ありませんが，僕は，Ａくんとの関わりの目標を，そもそも「相談の仕方がわからない」という点に注目したいと思っています。

　同時に，聴き取った生活歴からは，学童期までは僕を中心に世界を作り，自分の思いで生活を組み立てていたこと，思春期あたりから，自分の世界に入ってくる他者がおらず，一人でいることを痛感しながらも，どうすれば他者と繋がれるかが分からないことで戸惑っていたように想像します。おそらく「相手に対してどのような交渉をどこまですればよいかが分からなかった」のではないでしょうか。幸い自由度が高い分野よりも，正解で評価される学習に没頭し

成果を上げる力を持っていたことで，他者との関わりを中心課題にしないですんだと理解します。

　Aくんは，自分の考えを話すことについては「反応に時間が掛かるのが嫌だとかプレッシャーとは思わないが，どう伝えたらよいかよく分からないことも多い」と語ります。また，「人との関わりは煩わしく感じ，間違ったことを言った時に正したり謝罪したりしなくてはならない，最初から間違ったことを言わないようにするために発言に時間が掛かるようになった」とも述べています。そして「情報をまとめることが向いてないしやりたくない，一般的な正しさの基準が分からない，物事に正しい正しくないはないと思うが，一般的に求められるため，どうしたらよいか分からない，自分の言葉も他人の言葉も信用できない」と困惑しました。

　ブランケンブルグ（Blankenburg, WL.）は，「誰でも自分がどうすればよいか解っているはずです。その作法みたいなものが私には解りません」，「だから引き退ってしまう以外にはないのです」と述べたアンネ・ラウを報告しました（Blankenburg, 1971）。症例アンネ・ラウは統合失調症として紹介されましたが，そこにある世界観を，僕は自閉スペクトラム症と重ねて理解することが出来ると思っています。訳者であり，精神科医である木村敏は，この2つの障害（統合失調症と自閉スペクトラム症）の差異に関して，「臨床的に自閉症を診察したこともないのに，どこか直感的に，ああこれは統合失調症と連続性，カナーが言っているのとはまたちょっと違う意味なのかもしれないけれども，連続性があるな」と対談で述べています（木村，2004）。

　Aくんも，この世界のわかりにくさに対して，言葉を選択し続け，洗練しようと一生懸命に考え抜きますが，それでもその世界と繋がる言葉が見つからないときは，撤退，回避して「引き退ってしまう」のではないでしょうか。

　ブランケンブルグは精神療法的アプローチとして，（アンネ・ラウのような患者は）「理論的知識とは根本的に異なった何かを必要としているのに，同時に内心の不安から，理論的知識以外のものを受け入れようとはせず，また受け入れることができない」とも述べています（Blankenburg, 1971）。

　Aくんのコミュニケーション・サポートルームにおけるやりとりを振り返ると，自分の困り事や，自分の考え方を報告するAくんに，じっくりと聞き続ける姿のほうがAくんにとっては腑に落ちているように感じ，具体的な助言は，表面的には解決したような対策にみえるが，自分の思いは整理されない，とい

う様子が窺えました。そこには，うまくいかない自分をただただ分かってほしいというＡくんの思いがあるように感じました。理論的には分かるし，それを受け入れるべきなのだろうが，その前にある不安を安心に置き換える関わりを求めるのかと思いました。

　僕は，修学支援のときに，「珍しく感情的になる」Ａくんが，「正しさの基準が分からない」という心の叫びに，これまで生きてきたなかの苦しさが収斂されている思いがします。同時に，だから「相談」が必要なのだ，とも思いました。この場面は，理論的知識以外のものを受け入れがたいのは，内心の不安があるからと想定すると，理論的知識とは根本的に異なった何かを，相談者にぶつけた瞬間だったと思います。そこで，完全撤退にならず，休息ののちに，関わりを再開，求めたことが，Ａくんが，この相談で「異なった何か」が得られる可能性に賭けた，二者関係の成立へ期待した瞬間だったのではないでしょうか。

　その後は，「『どのように返せば相手に伝わるのか』と考えるうちにわからなくなって放っておく」というように，回避，撤退のときの側面も教えてくれています。

　この時期のカウンセラーの戸惑いは，「カウンセラーからは"物事の正しい正しくないではなく，出来る限り自分の思いや考えを遠慮せずに素直に表現してほしい"と面接で繰り返し伝えていました。一方で，面談において，考えや思いについて表現を求めることがご本人に負担を掛けてしまっているのではないか，そうだとすればどうすればよいか，どのようにすればご本人の世界を不用意に脅かさずに理解出来るのか，本人の訴えを感度良く受け取ることが出来ているのか」です。

　僕は，とても適切な戸惑いだろうと思います。そもそも，自分の考えや思いを，相手に伝える言葉にすることは多大なエネルギーを必要とします。それでもこれまでの人生でそれが報われた実感も乏しく，同時に発したときの自分自身への納得感も少ない状態にいるのがＡくんなのではないでしょうか。それがＡくんにある関係性の作りにくさという実感でもあります。そしてその実感に押しつぶされそうになると撤退回避をいう言動に出た結果，孤立してしまうのもＡくんです。

　僕は，「物事の正しい，正しくないということを，それこそ正しく判断することって，とても難しい」と，真っ先に伝え，「きっと僕もいたるところで，間違ってしまっているんだよね」，と話したいと思います。「だって，僕は，こ

うしてＡくんと話をしていても，僕はどれだけ正しいと実感して話しているか，心許ない」とも話しをします。そして「大切なことは，理論的な正否ではなく，もし正しくなかったら，修正する，正す，謝罪する，あるいは，本当に正しくないかを議論する，ということで解決していきたいよね」と，話をし，「そういうことなら，僕は，キミとの会話で，なるほど，それはわかった，とか，うーん，僕はそれは解らないなぁ」とかを伝えることを提案するかもしれません。「どのように返せば相手に伝わるのか」では，「なにを伝えたいか」をリストアップすることを提案するかもしれません。事実，意見，状況説明，感情など，伝えたいジャンルにわけて，一緒に検討する「パターン」作りを提案するかもしれません。

　三者面接でも披露しているＡくんの言動からもこの細分化は使えるかもしれません。Ａくんは，研究の経過から大学院継続の危機として三者面接を受けます。そこでは教員から「研究が出来ない」なら「大学院継続は困難」と説明を受けます。Ａくんは「出来ない」という能力的な面での不安はなく，さらに，研究に対して，嫌いだからしない，ということでもないことを説明します。大学院を継続するための研究を行うには，「そこに関わる人との関わりの煩わしさ」が躓きの石になっていると整理しました。

　すると，支援は，研究に支障を来さないような人との関わりの限界設定，手段などを相談することで，「研究」が継続できる可能性を探る，という手立ての構築と提案になります。

　これ以降，Ａくんは，自分の生活面の躓きとなる「他者と関わること」の戸惑いを語るようになりました。僕は，この気づきを相談する，という対応に感動します。すると，カウンセラー出来ることは，僕は時間をかけてでも，自分の考えを伝えることを試行錯誤し，同時にカウンセラーのほうも勝手な解釈を控え，Ａくんの紡ぎ出す言葉を待つことです。Ａくんは，

・他者の意見を聞くことで自分の考えが歪み，自分の考えが見えなくなってしまう。
・自分の意見が明確でないのと，反応に時間がかかるため，相手に誘導され自分の考えでないところに行きついてしまう。
・自分の殻に閉じこもりすぎて外に出る自分が想像出来ない。

と，自己理解が出来ています。そうであれば，僕たちが出来るのは，Ａくんの思考過程を邪魔することなく，向き合い，Ａくんの紡ぎ出す言葉を傾聴することです。

　だってＡくんは，

・できることなら，聞いてもらえるなら，自分の気持ちを伝えたいのです。
　でも……
・ちゃんと伝えなくてはという思いが強いため，こだわってしまう。

　とも自己理解しています。それに対して聴く側は「わかっているよ」と，対話することに少しでも安心を提供したいと思います。
　Ａくんは面接で，自分の言葉が自分の思いを裏切った言葉になっていないか，相手の言葉から，自分はどのくらい理解されているのだろうと考えているように思います。しかし，そこには生来性と生活経験から積み重なった言いようのない不安感があります。
　綱島先生は「聞き手がじっくりと脅かさずに待つことができれば，なにかしらの反応があることが多い」と述べています。Ａくんにあるコミュニケーションの難しさは，相手がじっくりと脅かさずに待つことに難しさを抱えているからと言ってもよいでしょう。
　Ａくんは終始，言葉のすりあわせに苦慮し，コミュニケーションの双方のズレに対して，「自分だけがズレている」と誤解しています。Ａくんと僕が面接したら，僕は，毎回僕自身がズレていることで，Ａくんへ申し訳ないと謝り続けていることでしょう。これは，後出しじゃんけんです。その時の緊迫した面接で，どんな対応が，どこまで出来るかなんて，僕は，僕自身，沢山の間違いと後悔を抱いているので，偉そうなことはひとつも言えません。
　でもじっくりと脅かさずに待つことのできた綱島先生はＡくんとの関係性を築きました。「出来ることなら，聞いてもらえるなら，自分の気持ちを伝えたい」と思いＡくんは，わかってほしいという思い，ひょっとして「あなたなら」わかってくれるのかもという期待を抱き，面接を重ねているように思います。だからこそ，これまでの対人関係の悩みを吐露し，「家族とも本当にわかりあえたことはない」と告白します。これは，家族以外の支えの存在に気づき，家族以外の依存対象を発見したからに他なりません。

　これは，どうしたら言語化できるのだろうか，という幼少時期からのＡくん切ない思いに，綱島先生がどう向きあったかのひとつの成果です。

　同時に綱島先生の戸惑いは，「わかりあえるなら，そういう人が欲しい。誰ともわかりあえなくて，本当は寂しい」というＡくんに，どこまで関わるかという思いでもありました。

　そしてＡくんも，徐々に現実の自分を視野に入れ，撤退回避をせずに，社会人として生きる方向性を模索します。大学に留まることと，社会で生きることは，どうも重ならないという自覚をされたのでしょう。しかし，退学はこれまでの撤退回避であり，生産的ではないことを知っています。さらに生きていくことからの撤退も口にします。

　実は，先のアンネ・ラウは「どうすればほかの人たちとうまくやっていけるのか，どうすればこの欠点を解決できるのか，よくわかりません」と悩みを抱え続け，数年後に自死されています。Ａくんの悩みも，同様に深刻ではあります。でもアンネ・ラウと違って，Ａくんには継続的な支援と，欠点は苦手なものとして，無理しないで，ゆっくりと人間関係を検討していけばよいとい助言があります。そして相談していくなかで，綱島先生という理解者を得たことで，このあとの生活でも同じく理解者を得ることは幻想ではなく，明確な希望として成り立ちました。

　こうした幻想や失望を実際の関係性のなかで，常に実現可能な希望に置き換えることが精神療法的アプローチとなります。

③その後の展開
●大学院生から「障害者」としてこれからを生きるという選択

　これは，大きな決断だったと思いますが，「普通に」という重圧からは逃れる事が出来ますし，そのことで今得ている支援の正当化も得ることができます。まさに「自分の限界を認識しながら，変われないでいる自分へのいらだち」からの脱却ができるのかもしれません。同時にこれまで，そこを抗いながら，「普通に」生きようと努力してきた過去を，脱価値化しないような，関わりが大切かと思います。障害者として生きるとはいっても，Ａくんは，今後も「人と関わりたくないと願いながら人のことを気にして上手く振る舞えない自分」と向き合い続けていくのです。

　そこでＡくんは，ひょっとして障害者として生きるなかで同じ世界観を持つ

人との出会いに，逡巡しながらも，「分かり合えるならそういう人がほしいという思いもある」という希望を持っていることが語られました。

この「少しずつ他人を頼りたいという気持ちを言葉に」することが出来たＡくんの成長には感動します。

●家族の思い

今回の報告では多くは述べられておりませんが，大学から大学院まで，精神的，経済的に支えてきたご家族も，おそらくかなりの戸惑いのなか，相応の挫折感と，時には罪悪感と，将来への不安感を抱えていたと思います。

これまでの関わりに敬意を払った上で，経済的支援，及び福祉的支援について，充分に情報を提供し，親として抱える点と，抱えなくても良い面を，伝えていく作業が，これからも必要になるかと思います。

●就労に対する懸念

大学院を退学したからといってＡくんの抱える「人と関わることが出来ない」，「世の中の普通がまったく分からない」，「誰とも分かり合えない」，「家族とも誰とも本当に分かり合えたことはない」という戸惑いと孤立感は，継続していきます。そのためには「言葉に出来ないことが全ての苦悩の原因」だけでなく，ともかく誰か他者と話をすることで，少しでわかり合える経験を積んでいくことが大切であることを，綱島先生との出会いから実感してほしいと思います。

仕事に関しては，おそらく「研究」が「仕事」に置き換わったことで，技術的，能力的な面での躓きはそれほど大きくはなくなるかと思います。ただし，そこに生じる対人関係面での戸惑いをどうすれば小さくすることができるかが宿題となります。

他者との出会い，Ａくんのお眼鏡にかなう人との出会いは，必然的な偶然に期待するしかないでしょう。「世の中や理不尽な出来事に対する反抗心，自分勝手な人たちばかり，同じものが自分の中にもあると思うと同時に，こんな人たちとは違うと思いたい，そこに組み込まれたくない，自分には意思を通す熱がない，働きたくないわけではない」というのは，実にまっとうな意見です。

実際の関わりでは，「具体的で詳細な質問表を提出頂き，ひとつひとつの回答を一緒に考える」ことがとても有益だったと思います。それでも，まったくの未知な世界に，単身足を踏み入れる不安は並大抵ではないと思います。同時

に働く事への不安は，大学から離れる事への不安や支援者から別れることの不安が重なるはずです。

　未来への不安としては，カウンセラーは次に，誰に，どう繋がれるか，その方とＡくんの相性はどうかなどがあることでしょう。また新しい場所で理解者を得ることが出来るかの不安，家族から出立したなかでの不安，職場での仕事への評価よりも受け入れてくれる人の移行への不安と課題は山積みです。

　インターンが「受け入れ部署の方々の体制がとても良かったため，結果的には安心して通うことが出来た」というのは，こうした不安のなかでも一筋の光となりました。

　なによりも最後に綱島先生がＡくんのお人柄，人間的魅力について総括されたことを，Ａ君が「うれしかった，そうなるといいなと自分でも思っていた」と素直に受け止めたことが，大きなお守りになっていてくれればよいなと，僕は願っています。

　貴重な関わりを正直に報告された綱島先生に心から感謝申し上げます。同時に，こうした報告を許可していただけたＡくんにも心から感謝申し上げます。

　Ａくんとはこの空の下でつながりあっていることを，僕は心に留め置きたいと思います。

❸ いただいたコメントについて（綱島）

　田中先生，貴重なコメントをありがとうございます。私の稚拙な説明から，多くのことを読み取って下さいました。自らの至らなさを実感し，恥ずかしさを覚えることもありますが，先生からの励ましと応援として受け取り，今後の臨床に生かして行きたいと考えております。

　先生の「Ａくんと僕が面接したら，僕は，毎回僕自身がズレていることで，Ａくんへ申し訳ないと謝り続けていることでしょう」というコメントを受けて，私は自分自身がズレているという考えを持っていなかったことに気付かされました。私はＡくんに「物事の正しい正しくないではなく，出来る限り自分の思いや考えを遠慮せずに素直に表現してほしい」と何度も伝えていたのですが，私がズレているとは考えていませんでした。無意識に私の方が常識的という思いが働いていました。この考えに気付き，常識を手放そうとした時，軸足をど

こに置いたら良いのか分からず，怖いと思いました。しかし，この怖さこそが，どこにも拠り所がなく，常に自分が悪いと考えているＡくんの生きる世界なのではないかと考えました。常識という分厚い壁に何度も打ちのめされてきたＡくんにとって，自分の世界を他人に伝えることは，大変勇気のいることであり，そのようなＡくんに対して労いの気持ちが不足していたと痛感しました。

　もうひとつの大きな反省点は家族との関係でした。母親とは電話で何度かやり取りをしていましたが，「今までほとんど問題はなかった」との反応が多く，話の広がりが持てなかったため，あまり踏み込まないことにしました。しかし，今まで問題がなかったＡくんが，大学で不適応を起こし，発達障害の診断を受け，家族はその現実を受け止めるだけでも精一杯だったと思います。その苦しさや葛藤を共有出来なかったことは悔いが残ります。障害者雇用を決めた時に，今後を見据えた手厚いフォローをするべきでした。幸い，のんびりとした温かい家族で，Ａくんの状態をゆったりと受け止めて下さいました。このことは，Ａくんの診断や障害者雇用の受け入れに良い影響を及ぼしていました。

　私は面接において，Ａくんの考えや気持ちを教えてもらいたいといつも考えていました。それを共有する中で，何かが見えるかも知れないし，何も変わらないかも知れないけれど，困った時に他者と思いを共有することは悪いことばかりではないことを知って欲しかったのです。先生もご指摘をされているように，Ａくんは抱えきれないことが起こると回避という行動を常に取り続けていました。自分の世界に閉じこもるしか術を持たないＡくんに対して，困った時は他者を頼るという新たな選択肢を加えて欲しいと切に願っていました。

　また，Ａくんの考えや気持ちを通して，お互いの違いを確認した上で，どちらが正しいではなく，「違い」をどう受け止めて生きたら良いかを一緒に考えたかったのです。ＡＳＤの当事者である東田直樹さんは，「自閉症者は，普通の人の気持ちが，わからないと言われますが，普通の人も自閉症者の気持ちを，よくわかっていないと思います」（東田，2015）と述べています。一方で，気持ちを理解するためには言語化を求めざるをえません。負担を掛けていると知りつつもそれを止めることは出来ないという葛藤が常にありました。このため，Ａくんが考えている時は待つ姿勢で，出来る限り脅かさないように心掛けていました。時には，待ちすぎて，お互いに何の話しをしていたかを忘れてしまい，笑ってしまったこともありました。

　最後に，私の至らない報告に対して，温かく的確なアドバイスを下さった田

中先生，本当にありがとうございました。ご指摘は無数にあったと思いますが，私が理解出来るように説明し，後出しジャンケンだとフォロー下さいました。また，事例報告の許可を下さったＡくんには，ことばに表しきれない程の感謝を申し上げます。面接は私にとって貴重な経験となりました。Ａくんの高い知的能力と人を和ませるお人柄により，これからも職場で活躍されることを心から願っております。卒業間近に，「何かあった時には連絡を欲しい」と伝えました。連絡はとても勇気がいることだと思いますが，何かあった時には遠慮せずに連絡をしてきて欲しいと心から思っております。

―――――――――――――――――――――――― 引用・参考文献 ――――

American Psychological Association (2013). Diagnostic and Statistical Manual of Mental Disorders, 5th ed (DSM-5). (高橋三郎, 大野裕 (監訳). (2014). DSM-5 精神疾患の分類と診断の手引. 医学書院)

Asperger, H. (1944) Die "autistishen Psychopathen" im Kindesalter. Archiv fur Psychiatrie und Nervenkheiten, 117, 76-136.

Blankenburg, WL. (1971) Der Verlust der Naturlichen Selbstverstandlichkeit. Ferdinant Enke Verlag, Stuttgart. (木村敏・岡本進・島弘嗣ほか訳 (1974). 自明性の喪失. みすず書房.)

東田直樹 (2015). 自閉症の僕の七転び八起き. KADOKAWA.

Kanner, L. (1943) Autistic disturbance of affective contact, Nervous child, 2, 217-250.

Kanner, L. (1944). Early infantile autism. The Journal of Pediatrics, 25, 211–217.

木村敏 (2004)：座談会これからの自閉症論を求めて－木村敏先生をお迎えして－こころの臨床アラカルト. 23, 244-259.

木村敏, 今野哲男 (2008) 臨床哲学の知臨床としての精神病理学のために. 洋泉社.

The ICD-10 Classification of Mental and Behavioural Disorders : Clinical descriptions and diagnostic guidelines, World Health Organization (1992) (融道男・中根允文・小宮山実監訳 (1993). ICD-10精神および行動の障害－臨床記述と診断ガイドライン－. 医学書院.)

綱島理恵, 榎本眞理子, 佐々木司, 渡辺慶一郎 (2017). 複合的な支援が有効だった超高機能ASD学生の一例. CAMPUS HEALTH, 54, 239-244.

Wing, L. (1981): Asperger's syndrome: a clinical account. Psychological Medicine, 11, 115-129.

受容的交流療法と自閉スペクトラム症
── 主体性を重視したアプローチ

東京大学相談支援研究開発センター コミュニケーション・サポートルーム　渡辺慶一郎

東京大学相談支援研究開発センター コミュニケーション・サポートルーム　岩崎沙耶佳

❶ はじめに

　自閉スペクトラム症（以下，ASD）の性質がある幼児や学童には，療育というアプローチがあります。療育といっても内容は幅広く目的も様々ですが，いずれにも共通するのは成長促進を目指した専門家の関わりということでしょう。成長促進の内容は，衣類の着脱や食事摂取，排泄などの自立，物の性質や空間関係などの認知機能の発達，就学に備えて集団場面での適応を目指すものなどがあります。一般的に療育は有効とされていて，地域の療育センターなどにその場を求めることになります。勿論，療育的な関わりは自宅でも可能ですから，専門家の関わりを参考にして，家庭でも取り入れることも多いでしょう。

　子どもたちの中には，文字や数字を早い時期から覚えて，さらには教科学習に強い親和性を持つケースもあります。その能力を伸ばすために家庭で勉強を教えたり，塾に通わせる場合も少なくありません。ただし，教科学習を療育と称することはありません。

　カタログ的で並列的な知識が増大したり，身辺自立が可能になったとして，それ自体はもちろん喜ばしいことではありますが，ASDの子どもたちが成長したと強く感じるのは，漠然としていますが，"こころ"が成長したと感じる場合ではないでしょうか。"こころ"の厳密な定義は一旦保留して，道具的な能力には還元できない心理的な領域と大まかに捉えたとして，その成長を感じる場面は，人との関わりにおいてでしょう。

　人との関わりの中で感じられる"こころ"の成長は，幼児期や学童期だけでなく，その後も長く続くはずです。ASDの性質がある青年や成人に関わる場合，幼児や学童を対象にする療育のように，多くの人が否定しない方法論を私たち

は持っていません。持っていないばかりか，変化や成長を最初から取り扱わない場合もあるでしょう。

　私たちはどうあるべきなのか，その手がかりの一つとして，まず河合俊雄らの「軽度ASD（ASDの性質が軽度の意；以下同）」への精神療法的な関わりを紹介し，そして石井哲夫の受容的交流療法の可能性を紹介します。

❷ ASD者の精神療法

　軽度ASDの性質がある者を対象にした分析的な精神療法については否定的な立場があります。衣笠（2018）の重ね着症候群という概念でそれを説明しています。重ね着症候群は，①初診18歳以上でこの時にはじめて発達障害が発見される，②知的障害は認めない，③初診時の主訴は多彩で，殆どの精神疾患を網羅している，④多彩な臨床症状の背景に高機能ASDが潜伏している，⑤高知能などのため課題達成能力が高く，就学時代は発達障害と見なされない，⑥児童期・思春期に不登校や神経症などの既往があっても発達障害を疑われていないといった特徴があります。こうした一群は，分析的精神療法の対象とは積極的には選択せず，面談では支持的ガイダンスや薬物療法を中心にする方が良いと主張されています。それでもあえて分析的精神療法の対象とする場合は，「夢を見る能力」「象徴機能」「想像機能」の条件を満たすことが必要とされていますが，これらはASDの性質が〈ある程度〉強い場合は難しいでしょう。支援の実務では，はじめから到達不能な目標を立てることでクライエントを疲弊させ，ときには絶望をもたらす副作用も考えられますから，重ね着症候群の見立ては大切です。私の乏しい精神科医としての臨床経験からも，毎回の面接の連続性が得にくく，それぞれの回でやり取りが深まらず，時間が経過してクライエントの不満がたまり，苦悩も強まるということがありました。私がクライエントに対して，達成困難な課題を知らずのうちに求めていたことに気づかされ苦い思いをしました。重ね着症候群であると見立てて，あまり心理的に深入りしない方が無難ではあったのでしょう。

　しかし，本当にそれで良いのか，もう少し何か別の手立てはないのでしょうか。ASDの性質があったとしても，人間が変化し成長するには，やはり他者との関わりが触媒なのではないかと考えるのです。河合氏は著書の中で，「（それなりの能力があるのに，突然躓いたり，生きてゆくことに非常に困難を覚え

たりする場合に）パッチワークのように対処の仕方を教えたり，訓練をしたりしても，本質的な変化はもたらされないであろう」「だからこそ心理療法的なアプローチが必要になってくる」「……いくらスキルを蓄積しても，中心となる主体は出来てこず，むしろマイナスになるのではなかろうか」と主張しています（河合，2010）。

　筆者らの現在の仕事（大学生の発達障害臨床）について当てはめると，研究室の人間関係についてはソーシャルスキル・トレーニング，グループワークや主体性を求められる卒業研究では合理的配慮を含む修学支援，就職先の選定やエントリーシート作成については就労支援といった，要素的な困りごとへの支援は可能ですし，それぞれの支援方法や社会的な資源も豊富になってきました。しかし，各領域につて個々に支援したとしても，生きていくこと自体の苦悩が中々軽減されないことが多い。だからこそ心理療法や成長促進的な関わりが可能であって欲しいと願うのです。

　河合ら（2010，2013）の主張をもう少しみてみましょう。軽度ASD者の中核は「空っぽ」で「自分がない」から表面上は様々な「衣」をまとわざるを得ないと説明されています。これを河合らは「実なき“張り子”の世界の住人」と表現しています。そして精神療法的な関わりを行うのなら，治療者がクライエントに抱く「深層」というファンタジー，治療関係で守るべきとされている「中立性」というスタンス，目指すべきとされている社会や集団への「適応」のそれぞれを放棄することを求めています。

　深層がなく，表面や表層の領域にいるクライエントに対して，中立性から一歩踏み込んで関わっていく取り組みだと考えられます。それによって，社会や集団の「適応」でなく，では何を目指すのかというと，元々機能していない主体を想定し，それが立ち上がる瞬間に治療者が立ち会うことが一つの目標だといいます。そのためには，「決まった時間に来て，会うこと自体が一つの定点となり，それが主体を補強し，主体が生まれてくるための場を形成する。……まず器が出来てくるのに時間が要する。……」「主体は連続的なプロセスで成長し，形成されるのではない。主体が成立するためにはある種の飛躍や非連続性，さらには逆説が必要であって，その大きな契機は分離である」「強い結びつきや同質性を前提としてはじめて分離が可能になる。だから分離が可能になるためには，まずクライエントとセラピストの場の共有や，同質性の確認の長い作業が必要になることが多い」と説明しています。

自分の臨床に立ち戻ると，例えば本人にとって望ましい就職先に辿り着くこと自体というよりも，進路について少しでも主体的に取り組むことが目標になるのだと考えられます。（定型発達の人からすると）ただそれだけのために，上記の丹念で長い作業を行うのかと驚かれるかもしれませんが，それだけ困難な，あるいはだから大切な領域とも言えるでしょう。

❸ 受容的交流療法

(1) 石井哲夫について

受容的交流療法の創始者である石井哲夫氏は，1927（昭和2）年に長男として出生しました。戦争の影響で孤児や浮浪児となった子どもたちと関わることが，大学での専攻や，児童心理や児童福祉，そして自閉症療育の実践と研究に繋がったと考えられています。1950（昭和25）年に東京大学文学部哲学科（心理学専攻）を卒業し，日本社会事業大学教授（後に名誉教授），白梅学園短期大学学長（後の名誉学長），社会福祉法人嬉泉常務理事，子どもの生活研究所所長，社団法人日本自閉症協会会長，東京都発達障害者支援センター長，社団法人全国保育士養成協議会会長などを歴任しました。

石井の功績の一つに受容的交流療法があります。日本社会事業大学に設置された児童相談室に現れたS君とK君との出会い（石井，2002）が自閉症療育の探求に深く関係しています。出会った当時は，彼らが自閉症であることはすぐに分かるものの，どのように関われば良いのか試行錯誤だったようです。成人した両者は，それぞれ安定した生活を送っていたことが分かっていますが，こうした経過はむしろ少ないことも承知していたようです。こうした経験を踏まえて石井は「人間としての情緒を育てるには，幼いときから療育を始めれば，時間こそかかるが，必ずできることだと言うことである」と述べています（石井，2002）。実践での試行錯誤と発見について，石井の記録から少し引用してみましょう。

"「もーれつア太郎（かつてのマンガの主人公）を好きな自閉症の子どもがいて，私はその子どもの前にもーれつア太郎とデコッ八のペープサート（紙人形）を持ってあらわれてみた。するとその子どもは，「紙ない？　クレヨンない？」と言うのである。はじめはその意味が分からなかった。"

"自閉症児を知らない以前の私だったら，「もーれつア太郎だよ，面白いよ，やってみようね」とこちらのペースに乗せようとしたところだろうが，この時，私は彼が何に興味を持っているのかわからないままに，その内面の世界とトコトンまで付き合ってみようと考えた。"

"そこで，彼に従ってついていってみると，紙に字を書き始めたのである。普通の書き順ではなく，彼なりの書き方で「バザーショウ」と書き，「バザーショウのはじまりだ」と言う。庭にあった立て看板に紙を貼り，「ラーメン」「カレーライス」「天丼」と書き，もーれつア太郎とデコッ八を持って，「いらっしゃい，いらっしゃい，バザーショウ！」と呼び込みを始めたのである。"

"ここにいたってはじめて私は，先日研究所（注：子どもの生活研究所）で催したバザーとの関連に気づいたのである。バザーではペープサートをしたのであった。彼の心中には，まぎれもなくそこからの空想遊びが展開しているわけで，遊びの広がりのきっかけとして，現実の中の刺激（もーれつア太郎とデコッ八のペープサート）があり，そこからやりたいことを発想したことを示している。"

"どういう形で自閉症の人と関係がつくかはわからないが，何らかの形で接点があると思う。「ア，そうなのか」と理解できる何らかの手がかりを得られるに違いない。そうなった時にその人に対して，その動きにそった私たちなりに手の加え方を発見することが出来るに違いない。"

(2) 受容的交流療法に影響を与えたもの（渡辺，2019）

石井によれば「受容的交流療法とは，ロジャースなどの来談者中心療法から出発し，アレンの関係療法（遊戯療法）とモレノの実践したサイコドラマなどにおける治療者の働きかけを含めたものである。なぜなら，治療を進めてゆく場合に，そこに携わっている治療者の存在を無視するわけにはいかないからである。」(石井，1983) といいます。受容的交流療法に影響を与えたこれらの技法と理論を簡単に説明します。

①ロジャースなどの来談者中心療法

来談者中心療法は，クライエントがどのように感じているかを共感的に十分理解し受容することを通して，当人が自ら成長していくことを目指すものです。特殊なテクニックを駆使するものではなく，また具体的な指示を避ける態度が，

"ただ話を聞けば良いやり方"と誤解されたこともあったようです。

　来談者中心療法を提唱したロジャース（Rogers, C.R.）は，複数の大切なポイントを示していますが，中でも「一致していること（純粋性）」「無条件の肯定的な配慮（受容）」「感情移入的理解（共感的理解）」はセラピストの三条件とまで言われています。この中で，「一致していること（純粋性）」が最も基本的なもので大切と考えられています。

　山田（2019）は，ロジャースの論文から「一致とは，体験していることと意識していることが正確に合致していることを示す」「体験と意識，およびコミュニケーションが合致している」と説明し，さらに「お腹の底で経験されつつあること，意識の上に気づかれていること，クライエントに向かって表現されていることの間に，密接な対応，即ち一致があること」が大切だと述べています。さらに，「経験と意識と表現とが一致していることは，自分が偽りなく，真実であり，ありのままである（存在する）といえる。それは仮面を被ったり，外見を繕ったり，見せかけようとすることとは正反対である」と純粋性の側面も補足しています。この一致からかけ離れた状態だと，「その人が話していることは殆ど表面的なことであり，見せかけのものであることが確実に分かる。私たちは，その人が何を本当に感じているのか疑ってしまう。感じていることを本人が知っているのかどうかさえ疑わざるを得なくなる。私たちはこのような人に対して，用心深く慎重になりがちである」といった状態となり，意味のある変化，あるいは成長は生じにくいでしょう。ロジャースは治療の技法ではなく，相対する一人の人間としてのあり方を述べているのです。そのあり方の内容も受容的交流療法に一致するものがあります。

　石井も自閉症療育の中で，本人の特徴を十分理解し，また感情に思いを馳せながら，その上で適切に関わることが大切と主張しています。その際に，治療者のあり方，特に治療者自身が主体的で自由であることは重要と考えられています。療育の時間に子どもと何をするのかというよりも，治療者自身と子どもとの関係のあり方に注目されています。子どもに変化を求めるなら，まずは自分からというものですが，もちろんASDの原因が親や養育環境によるものと述べている訳ではありませんでした。

②アレンの遊戯療法

　遊戯療法は，心の問題を抱える子どもを対象にして，主に遊ぶことを通して

心理的な成長や変容を目指す心理療法です。子どもを対象にした心理療法の多くはこの形式をとるでしょう。安全に遊べる部屋（プレイルーム）で，玩具で遊んだり，絵を描いたり，場合によっては砂場や水遊びができる場所で行うこともあります。子どもが，安全な場所で楽しく遊べること自体にも大きな意味がありそうですが，これを治療法と位置づけるには，どのような理論があるのでしょうか。田中（2015）によれば精神分析の理論，ユング心理学，人間性心理学があり，それぞれの理論の中でもいくつかの立場があるようです。

　石井が注目したのは，人間性心理学の考えを踏襲したアレン（Allen, F.）の主張です。精神分析のように，子どもの心の問題を過去の外傷体験と結びつけるのではなく，現在の生きた経験，さらには治療者と子どもの二人の間で生じる体験そのものを活用することで，本来備わっている自己を成長させる能力が発現するという考え方です。そのためには，子どもをあるがままに受け入れ，治療者の応答によって新しい自己意識を得られるようにすることなど，関わる際の原則を指摘しています（田中，2015）。

　さらに，柴田（1975）によれば，アレンの遊戯療法に関する哲学は，「子どもを治そうと思うなら，まず子ども自身が自己を治すのでなくてはならない」の一語につきるといいます。そして遊戯療法での子どもと治療者の人間関係について，「技術で治療する時代は去った」とまで主張し，「児童の参加」が遊戯療法過程における治療的人間関係を形成し，「児童のために」という垂直的人間関係ではなく水平的援助関係であるとしています。

　ASDの性質がある子どもは，元来相互的な人間関係を結ぶことが困難ですから，アレンの主張する遊戯療法をそのまま実践することは難しいでしょう。それであっても，あるいはだからこそ，ASDの子どもが成長してゆくには，他者との関係が大変重要であると石井は考えたのだと思います。この場合の「関係」はいわゆる人間関係であり，情緒の受け渡しを含んだ生々しいものでしょう。

③モレノのサイコドラマ

　高良（2013）によれば，サイコドラマの創設者であるモレノ（Moreno, J.L.）が「サイコドラマとはドラマ的な手法によって人間存在の真実，および環境場面の現実を探求する科学である」と定義しています。参加するメンバーが，自分の人生や生活を，即興的なドラマという形で自己表現することによって，カタルシスを得，自己洞察を援助する集団精神療法です。過去の特別な出来事，

未完成の状況，夢，未来への準備などが，今，ここで表現されるものです。主役，補助自我（主役が必要とする役割を引き受けて演じる人），舞台，観客などをメンバーがそれぞれ担い，監督がドラマの構成をリードします。

　サイコドラマでは，参加するメンバーの自発性が刺激されます。モレノは，子どもが有している自発性に注目すると，それは人間が本来保持している固有の能力であると考えました。つまり，私たちはもともと自発性を持って生まれてくるということです。ところが，私たち大人になるにつれて，いつの間にか歌うことを止め，踊ることに躊躇するようになったと指摘し，それは本来有していたはずの自発性が略奪されてしまったかのようであると説明します。そして，「自発性を回帰させることこそ，精神のバランスを失った人間に求められているものである」とモレノは主張しました。「子どもを師とせよ」と謳ったのです。

　ASDの成人を対象に，サイコドラマを行う試みもあります。横山（2016）は，他者とのコミュニケーションや状況理解，心理的な問題を捉えて言語化することが苦手であることに配慮してサイコドラマを行いました。そこでは，ASDに関する社会的スキルや抑うつなどの評価項目が，何回かのドラマを行うと改善していたそうです。ただそれにもまして「具体的な解決策が見つかる訳ではないが，辛かった場面をミラーポジション（注：主役が自分の役を他メンバーにやってもらい，その場から離れて自分役の人を見ることで，自己を客観視する技法）から見つめ，味わい，大声で涙する者が多々見られた。ドラマ後のシェアリングは，いつも暖かい優しさに満ちていた。」と報告されてます。即興のドラマによってもたらされるメンバー同士の一体感は，一般的にはASDの性質があると到達しにくい領域ですから，とても貴重な体験といえるでしょう。

　しかし，石井はサイコドラマをASDの子どもに対してのみ行っていたわけではなく，療育を担当するスタッフの研修としても活用していたようです。ASDの子どもに主体的な活動を求めるのなら，関わる大人にそれがないと始まらないということでしょう。決められたメニューをこなして時間を過ごすのではなく，ひとりの人間としてまずあること，これはロジャースの主張にも通じるところがあります。

（3）受容的交流療法の覚書

　受容的交流療法には現代的なマニュアルはありません。治療者あるいは支援

者が関わるために，決められた形式に整理し難い内容ですし，マニュアルにした途端に大切な物が抜け落ちる危険もあるのでしょう。ポイントは，ASDの性質がある人の在り方をまず受けとめ（受容），その性質を理解した上で適切に関わる（交流）ということになるでしょう。

①受容について

　本人たちの在り方を受けとめること（受容）については誤解を受けやすい点なので注意が必要です。例えば子どもの場合でしたら，わがまま放題にすれば良いというものではありません。石井は「まず治療者側からの禁止や働きかけを抑制し，同時に，何とかして，子どもたちが不安定な状態になっているのを敏感に察知し，静める努力をしてみる。つまり，受容とは，治療者側からの治療関係を形成するためウォーミング・アップの段階を意味している」「受容とは徹頭徹尾，障害者の側にたって治療を行うという考え方である」(石井，1983)と説明し，「受容とは自閉症児の治療法として，最も厳しく要求される機能であると私は信じる」として治療者あるいは支援者が取るべき態度として重要であると強調しています。

　受容的な人間関係のなかで治療者とASDの子どもの交流が頻繁に起きると，「子どもは情緒的に安定して，初めて自分から外側の世界へ働きかけたり，人との関係の意味がわかってくる。そして自分の手で，自分の目で見て，判断して，自分でやるという一種の自我が芽生えてくる。自分の力を働かせる喜びというものを初めて感じる」(石井，1983)といいます。

　ASDの子どもたちは，最も安心して信頼関係を築くことが出来るはずの親とであっても，生来のASDの性質のために，人間関係の基礎的な部分を構築しにくいと考えられています。親でも難しいのですから治療者であれば尚更です。相手を受容するには細心の注意をもって根気よく関わらなければいけないでしょう。前述のもーれつア太郎が好きなASDの子どもの例のように，まず受容してゆく態度は，その後の関係構築に不可欠と言えるでしょう。

②成長可能性について

　石井はまた，ASDの性質がある者たちの"こころ"の成長可能性を信じていました。「我々のいう治療とは，もっと広く（医学の治療よりも広いという意味），自然に放っておくと，家庭においても育たないというような障害をもつ子ども

に，育てるための条件を整えるということである。」「……だから我々は治療を行っていくうえで，人間というものはどのような困難な状態から出発しようと，発達していくものであるという考え方をもたなければならない。」(石井，1983)。さらには，ASDの性質を固定的なものとして捉える態度，あるいは修復や代償可能性を否定しかねない認知科学や脳科学の手法への警告もありました。

　成長可能性とは即ち人間関係や社会関係での成熟可能性ということになるでしょう。1996年の講演会（自閉症30年の考察．姫路ブロック20周年記念講演会）では，「(TEACCHや行動療法などとの視点の違いに言及して) 基本的に人間として理解し，人間として自閉症を育てるということはどういうことかという，その検討をしなければならないと私は思うのです。」「(“受入れる”について) ひとりの人間として，存在して生きていく，その人生をどう思うのですか。認めるのですか。認めないのですか，と言うことです」と石井は述べています。

③交流について

　対人関係で基本的な信頼関係が構築できず，そのため新しい人間関係に対しては非常に過敏にならざるを得ないASDに対して，丁寧に，また心から受けとめることが前提となって，その上で相互的な交流を試みることになります。それは本人たちを強く揺り動かすことになるでしょう。新村 (1985) は，「氏 (石井哲夫) のいう交流とは感情の交流で，人間的なつながりはそこから生まれる。また，人間としての発達は，この人間としての共通体験を持たない限り促されない。氏だけは……自閉症児を再び人間として発達させるための援助を試みる起点がここにあると見通している」と交流に際しての感情面の賦活が重要であることを強調しています。

　受容と交流，もちろん適切に理解することも含めて，全ては治療者あるいは支援者の在り方を求める主張です。人間としての発達を促すのなら，関わる側にもそれを求めるのは自然と言えるかもしれません。

　次は，少し長い引用ですが報告された実際の事例を通して，受容的交流療法の実際をイメージして頂きます。

（4）受容的交流療法の実際

①幼児の事例・Nちゃん（奥村幸子の報告）(石井，1982)

●前任担当者からの引き継ぎ前

　生活研究所じゅうを動き回り，気が散りやすく，ちょっとしたことでキーキーとわめいている。治療者のコントロールがきかず，目をつり上げ，髪をなびかせて素早く部屋から部屋へ移動したり……要するに一言でいえば荒々しい雰囲気を感じさせる子どもだった。

　前の担当者から……「Nちゃんはブランコに乗ってるときは落ち着いている。放っておけば1時間以上もブランコに乗っている。……興味を持っている洗濯機を使って洗濯をする場面でなんとか関わりを深めてゆきたい……」と言われた。

　治療時にNちゃんが洗濯機を動かしているところに行ってみた。最初に感じたことは，「この子は洗濯がしたくてやっているのではない」ということだった。蛇口から水を出したり，洗剤を入れたり，タイマーを動かす動作のひとつひとつが頑な感じで，……（治療者の）言葉には全く反応せず……治療者に反抗しているとかではなく……何とかして自分の世界を守ろうとしている必死な姿のように思えた。

　幼い女の子が，暮らしにくいこの世の中で，自力でなんとか自分を守りつつ時間を過ごしている姿が哀れだった。「人がそばにいることはいいことなのよ。一人で生きるより，人と一緒に生きることがずっと楽なのよ……」出来ることならこう言って聞かせたかった。

●第1回目の指導（前半）

　ちらっと私の方を見ただけで，まっしぐらにブランコに向かって走ってゆき...軽くブランコを押していると，いきなり尻上がりのアクセントで「ちょうちょ？」と言った。Nちゃんの視線を急いで追ってみたがどこにも蝶はいない。

　こんどは「赤と白？」と言う。意味はわからないが，顔を見るとまんざらでもないといった表情をしている。……「もう降りようか」と聞いてみる。なんとなく無視されるだろうと思っていた予想に反して，Nちゃんは，ば

かにはっきりと「見てる」という。……ブランコに乗ることは単なる暇つぶしではなく，Nちゃんにとっては具体的な楽しいことに結びついているのだ。

（動物の玩具）うさぎ，猫，犬を順番に引っ張りながら，「ネノハナバ」「ウノハナバ」と意味不明な言葉を話す。機嫌が良くゆったりしているので，私も側にのんびりと座っていると，「コトシタって言って」と急に私を振り向いて言う。「コトシタ」私が同じように言うと，初めてNちゃんが我が意を得たりという顔をしてまっすぐ私の顔をみて笑った。それはなんともかわいらしい笑顔で……

……「ウサコちゃんって言って」「犬さんと言って」と立て続けに私に言わせながら，ウサギや犬を引っ張って歩いている。その動作はゆったりしていて，うさぎや犬も大事そうに扱い，怒って荒れているNちゃんとは別人のようだ。

●第1回目の治療（後半）

ドカドカと部屋に入ってきた男の子によって気分は一変してしまった。（Nちゃんは）一挙にとりつくしまがない子に戻ってしまった。……急にプラスチック製の大きいトンカチを手に取って，私の横にペタンと座ると，自分の頭を叩き始めた。……腹立ち紛れに自分の頭を叩いているNちゃんがかわいそうで，思わず私は手でNちゃんの頭をかばい，「痛かったね，いい子いい子」となでた。

……「いい子いい子」「痛かったねえ」と私が言う度に，Nちゃんはだんだんにんまりした表情を浮かべるようになり，何回も繰り返した。……私が横に置いてあったウサギの頭をなでて，「ウサコちゃん，いい子いい子」と言うと，Nちゃんはトンカチで犬を叩いて私の顔を見る。「犬さん，いい子いい子」「猫さん，いい子いい子」と順々に繰り返しているうちに，トンカチを忘れてNちゃんは，かわいらしい小さい声で，「いい子いい子」と言いながら，犬や猫やうさぎの頭をなでて，合間に私を振り返り，私に「Nちゃん，いい子いい子」をしてもらって，うっとりした表情を浮かべるのだった。

●第2回目の治療

……（ブランコに乗るNちゃんの）目の高さを同じにしてNちゃんの視線を追っている私の視野に，つぎつぎに登園してくる子どもたちの姿が通り過ぎていく。ふと，子どもたちの着ているものや持ち物の色を言っているのかな，と持ったとき，はっと思い当たることがあった。前回，いきなり「ちょうちょ」と言ったが，あれはT先生のセーターの胸の刺繍をさしていたのかもしれない。

……Nちゃんが最初の色を口に出したとき，2番目に言う色をかなり確実に予測することができて，私はちょっとした興奮を味わった。…私が色の名前を口に出すと，Nちゃんはちらっと私を見て笑う。……邪魔に思わずに受け入れてくれているのが分かり……私は色に添えて，物の名前や，人の動きを言ってみることにした。「赤と黄色。赤いレインコートと黄色い傘ね。」「紺と白。紺のズボンに白いブラウスね。」

……だんだんNちゃんの言う言葉は色だけではなくなり，かなり人の動きを口にするようになった。……ブランコの時間は，Nちゃんと私のくつろいだ仲良しの時間でもあった。……幼稚園で子どもと先生が交互に歌い合う歌のメロディで，「かわいいNちゃんどこでしょう」「ここです，ここです，ここにいます」と頭をなでたり……

●治療日ではない日の出来事

……弟がくじら組の保育を受けにやってくる。こういう日は，Nちゃんはお母さんと一緒に買い物に行ったり，待合室で待っていたりする。

……こまった顔をしたお母さんが，「N子がくじら組でお弁当を食べると言ってきかないんです。」……Nちゃんに「今日は先生忙しくて行けないの。明日行きましょう。」と言ってきかせたところ……「ワーッ」と泣き出し，「くじら組行くの，くじら組行くの！」と繰り返した。言えば言うほどNちゃんは泣き募る。連れて行ってしまおうかという考えがちらっとよぎった。

……やっぱり我慢させよう。……数人のお母さんが玄関の入口から固唾をのんで見守っている。Nちゃんのお母さんはと見れば，今にも涙があふれそうで目の縁を赤くして立ちすくんでいる。お母さんから見ると，私がずいぶん分からず屋に見えるだろう。

……Nちゃんが，しゃがんで私の足を動かそうとしていたのである。右

足を持ち上げて前に出させ，次に左足を動かそうとしている。この子はこんなにまでして私を動かそうとしている。一人で行ってしまえば行けるのに，以前はずっとそうやって暮らしていたのに……私の目からも涙が流れそうになった。

　（奥村先生がNちゃんを抱きかかえて，本来の約束である待合室に連れ戻した）……翌日，Nちゃんはいつもとかわらず，うれしそうにやって来て，何のこだわりもなくくじら組でお弁当を食べて帰って行った。私と一緒の日はくじら組で，お母さんと一緒に日は待合室できちんと使い分けることができるようになったのである。

　最後の"治療日ではない日の出来事"で，奥村先生の態度によってNちゃんがひとつ成長したと感じられるでしょう。これが受容的交流療法による成果です。奥村先生がNちゃんと正面から対峙することで，Nちゃんは自分の主張をなんとか抑えることができました。これは，大人の（つまり社会の）ルールに従うことができた，自己統制力が強化されたと考えると少し間違いです。また，お弁当を食べる場所を視覚化してNちゃんにわかりやすいように示せば良い，パニックと考えて刺激が少ない場所でしばらくクールダウンすれば良いという意見もあるでしょう。それらは実際に有効でしょうし，その意義も大きいのですが，成長のチャンスを逃してしまうリスクもあります。Nちゃんが奥村先生を信頼して，自分の気持ちを奥村先生に預けることができたことが大きなポイントです。ASDの性質がある方には，これが非常に困難なのですが，重要な他者との（その人なりの）相互的なやりとりが成長の触媒となるのです。

②成人の事例 Aさん（廣木，2018）

●第1期：面接1〜9回目

　Aさんは，相手が誰であっても基本的に好意的に話しかけ，自己紹介をした。挨拶などの礼儀正しさがある反面，相手の状況にかまわず自分の興味関心事を一方的に話し続けたり，質問をすることが常であった。話しは早口で内容を把握しにくく，「連想したこと」や「思いついたこと」を突然話しだし，そうなると止まらなくなるため，周囲の人の話を度々中断する。

　（面接が）始まってすぐAさんは「大事なことが書いてある」という，常

に持ち歩いている数冊のノートを見せてくれた。……「常識判断ノート」
には，「スパゲティの麺をレンジで温めるときはラップをかける」ことなど，
細かな生活上の内容や手順などが，一つ一つメモされていた……。私は，
そのノートにＡさんの失敗と，人から教えられた「常識」が詰まっている
ように感じ，Ａさんがこれだけの覚えなければならない情報の中で必死に
生きていることに，その緊張と混乱を思い，胸が詰まる思いだった。

　（作業場面で）紙の端が折れたり，パソコンのキーボードに@マークが
見つけられないなどの，ちょっとした失敗や想定外のことに大声をあげる
など動揺しやすく，「僕のせいだったらすいません！」と謝ったり，弁明し，
落ち着いて作業に向き合うことが難しいことが多かった。

　また，Ａさんは頻回にトイレに行ったが，トイレなど一人になれる場所
では過去学校や就労場面等で受けたのではないかと思われる自分への叱責
や注意の言葉を大声で繰り返し，地団駄を踏んだり手を叩くような大きな
音をたてた。

　（この期間の見立てと方針は）①過去過酷な指導や批判を受けてきた苦
労を前提に，人との関係で自分が受けとめられ理解される安心感を持てる
こと，②一つの作業を自分で見通して焦らずに取り組める環境を整え，Ａ
さんが不安な時にはスタッフとのやりとりの中で不安をおさめてゆけるこ
ととした。

●第2期：面接10～40回目

　（この時期には）Ａさんは，細かな気づいたことや迷うこと，小さなミ
スがある度に，「Ｉさん（担当者のこと）！　大変です！」と大きな声で私
を呼ぶやりとりが定着していった。Ａさんが呼ぶのは1日の作業中度々あり，
そのために多い時にはずっとついていなければならなかった。Ａさんにとっ
ては重大事であり，私を呼ぶ際は鬼気迫るものがあったため非常に目立っ
た。サポートのアルバイトの男性スタッフがうんざりした顔で『ＡさんはＩ
さんを呼びすぎる。どうにかならないか』と苦言を言うほどだった。……
私は，Ａさんが必死に呼ぶことにその都度応じることを繰り返しており，
訴えを聞き，ミスであれば確認し，戸惑いであれば聞き，わからなければ
共に工程表を見ながら作業した。

　（それでも暫くすると）作業への取り組みへの不安で座っていられなく

なる頻度が減ってきた……作業の選び方もやったことのある作業から，（優先度が高い）依頼側の意向に意識を向けた選び方に変化していった。

●第3期：面接41～70回目

　（半年を過ぎた頃から）まだＡさんが私を呼ぶことは続いていたものの，必死さや回数は減っていった。その代わり，呼ぶ内容がこれまでの失敗や困惑時の，いわゆる危機場面のみでなく，落ち着いてノートに記入する平常時の場面にも広がった。…Ａさんが私を呼び，作業中に思いついた自分なりのコツをノートに書きたいがうまい言葉が出てこないと話した。「こういう表現でいいでしょうかね？」というＡさんとともに，"ラベルを貼るときの持ち方のコツ"について，「そっと」や「つまむ」などの言葉をあれこれと考えた。いい言葉が見つかるとＡさんは「自分はいつも頭ではわかっていても適切な言葉が出てこないことがあります」と話した。

　危機時の様子も変わってきた。パソコン作業をするＡさんが「あれ！」「おかしいな！」と声を上げ，イレギュラーなことが起きたことをアピールしていたが私を呼ぶことはしなかった。しばらくして笑顔で私を呼び，自分で気が付いてパソコンの設定をしたことを「自分で推理してじぶんで発見したんですよ！」と嬉しそうに話した。

　参加者との関わりも一方的で力任せでない関わりが増えていった。……（他の参加者が「肩凝り」の話しをしたところ）これまでのようにその場で連想したことを話し出すのではなく，……自分の番が来てから……「肩凝り」に役立つグッズを教えようとしたり，他の参加者が作った物を見て，「素晴らしいアイデアだと思いました。感服しました」と伝えたりした。

●第4期：面接71～88回目

　この時期，（参加者を対象に）サイコドラマをベースにしたグループセッションが企画された。（Ａさんが主役をしたセッションにて）Ａさんが参加者Ｄさんの様子から「連想したこと」を唐突に話し出した……監督は「いまちょうどそういう話を聞いたから，ＡさんがＤさんと『会話』して欲しいんだよね」と伝え，二人が『会話をする』舞台が設定された。「自分の頭の中であることだけ話してもだめなんだよな。Ｄさんがどういう気持かとか，どういう風なことを考えてるかということを考える」という監督（石

第6章　受容的交流療法と自閉スペクトラム症

125

井哲夫）からの語りかけを受け，ＡさんがＤさんに話し始めた。Ａさんは自ら話題を考えＤさんに話しかけるが，Ｄさんの返答が何であってもそのまま自分の話を早口で続けようとした。監督は話しているＡさんに「ゆっくり，ゆっくり」「（Ｄさんの話しを）聞いて下さい」などの声掛けをした……（Ａさんが過去に"普通の人と変わったことをしていたために"障害者"と言われて嫌な思いをしたことを思い出し）「Ｄさん，恥ずかくて言いにくいことがあるんだけど聞いてほしいねえ」と語りかけると，Ｄさんは「はい」と背筋を伸ばして向き合った。……Ａさんが早口になると監督が「ゆっくりゆっくり，あまりたくさん喋らないように……」と小さな声でつぶやいた。Ａさんは一生懸命考え唸り声を上げながらも，その都度話す速度を落としたり，話し方を変えたりし，次第に自分でＤさんに「そこまでいい？」と確認し，Ｄさんの反応を待ってから話すようになってきた。今度はＤさんからＡさんに話しをする番となった。Ｄさんが「ディズニーランドによく行く」こと，「混んでいるのを避けるために平日に行く」ことを話すと，ＡさんはＤさんに「ジョイポリスって知ってる？」と質問をし，知っているというＤさんに「そうそう，そこが意外とよいと思うよ」と勧めた。このやりとりに監督が「よし，これは会話成立！」と言うと同時に，周りの観客（参加者とスタッフ）から自然と拍手が起こった。

　担当のＩさんが，Ａさんのつらい気持や，それでも何とか努力してきた姿勢を受けとめて理解することで，徐々にＡさんの様子が落ち着いてきました。これまで必要に迫られて書かざるを得なかったノートは，徐々に自分の考えや思いを主体的に練るものに変化し，こぼれ落ちてＩさんに受けとめてもらわないといられなかった強い不安も，自分の中におさめることができ，それを誇らしく思うようになっています。

　徐々に他の参加者の話を聴くことができるようになってきたところで，サイコドラマをベースにしたセッションで主役となり，ＡさんがＤさんに自分のつらい記憶を，"一生懸命唸り声をあげながらも"Ｄさんにわかるように打ち明け，その後はＤさんの話題に沿って話しを繋ぐことができました。このシーンでＡさんが一歩成長あるいは成熟したと感じられるのではないでしょうか。決まったセリフを再生するのではなく，サイコドラマの舞台で即興の振る舞いを求められ，相互的なやり取りが成立する瞬間が訪れました。

Iさんの深い理解と受容，そしてサイコドラマの監督の踏み込んだ関わり，これらが受容的交流療法の特徴です。そして，それが目指すところは人との間で生きていくことです。その可能性を信じて，困難ですが関わりを続けるという姿勢が求められていると言えるでしょう。

❹ おわりに

　ASDの"こころ"の成長について，まず河合俊雄らの軽度ASDへの精神療法的な関わり，そして石井哲夫の受容的交流療法を通して説明しました。私の素朴な理解は限定された範囲に留まっていますので，両者の主張については引用・参考文献にも当たっていただけるとより理解が深まると思います。

　注意していただきたいのは，十分な関わりをすればASDの特徴をなくすことができるというものではないということです。日常生活の多くの場面で，本人も取り巻く人も，ASDの性質と付き合っていくことが求められます。そうなると，これまで述べてきたものは，果たして目標として適切なのかという問いが自然と生まれるでしょう。人との間で成長してゆくことは，定型発達の人たちが押しつける的外れなゴールなのではないかという批判です。これに対しては引き続き考えていかなければいけない課題です。

──────────────── 引用・参考文献 ────────────────

廣木彩（2018）自閉スペクトラム症の成人男性Aさんとの関わりの過程．学習院大学大学院臨床心理研究．14, 33-41.
石井哲夫（1982）自閉症児の交流療法．東京書籍.
石井哲夫（1983）受容による自閉症児教育の実際．学習研究社.
石井哲夫（2002）自閉症児の心を育てる．明石書店.
河合俊雄 編（2010）発達障害への心理療法的アプローチ．創元社.
河合俊雄，田中康裕 編（2013）大人の発達障害の見立てと心理療法．創元社.
衣笠隆幸（2018）重ね着症候群の精神療法．精神療法．44, 237-238.
柴田 晃（1975）児童精神医学社会事業における遊戯治療の実際について．社會問題研究．24, 35-59.
新村 豊（1985）自閉症児の交流療法とカウンセリング．北九州産業社会研究所紀要．27, 65-99.
高良 聖（2013）サイコドラマの手法．岩崎学術出版社.
田中秀紀（2015）遊戯療法理論の現状と今後の展望．広島国際大学心理臨床センター紀要．14, 1-19.

山田俊介（2019）カウンセラーの一致についての考察 – カール・ロジャースのとらえ方の変化
をもとにして –．香川大学教育学部研究報告第Ⅰ部．151, 113-130.

横山太範（2016）リワークデイケアで行われた成人発達障害者のためのサイコドラマ．The
Jpn. J. Psychodrama 21, 19-24.

渡辺慶一郎（2019）発達障害をもつ学生への対応．大学のメンタルヘルス 3, 43-52.

第 7 章

描画療法と自閉スペクトラム症
——「自分らしく生きる」ためのサポート

山口大学教育学部附属教育実践総合センター　**木谷秀勝**

❶ はじめに

　近年，発達障害や自閉スペクトラム症（以下，ASD）に対する精神療法の再認識が注目されています（村上，2019；齋藤，2018）。この背景には，知的能力障害を併存しない高機能ASDの社会適応や青年期以降に生じやすい二次障害（外在化・内在化障害）の理解と対応が重要であることが明確になってきたことによります。

　しかしながら，筆者自身はASDや発達障害に対する精神療法のあり方を問い直す視点そのものには疑問を感じています。それは既に拙文（木谷，2017）で示したように，以前から発達障害（主にASD）と精神分析的な力動精神療法を，筆者なりのバランス感覚で実践してきたからです。その基本姿勢として，「発達臨床では，個の障害特性と環境要因との力動的相互作用を明らかにすること，そして当事者が『表現できない心の世界』を共有することによって，『自分らしい生き方』を育むことができるように支援する」ことを重視してきました（木谷，2017）。そこで，本章では，この筆者の臨床スタイルを「精神療法的アプローチ」と位置づけて，論を展開します。

　しかも，こうした臨床スタイルを基本にして，ASD児者の「表現できない心の世界」や「自分らしい生き方」をできるだけ視覚的に共有するために，面接場面で活用してきた技法が臨床描画法です。ただし，ここで注意しなければならないことがあります。それは，単純に「描画」ではなく，「臨床描画」と表現している点です。筆者は，「臨床描画」とは「描画行為や描画そのものを媒介とした新たな情緒的体験の構築とそこを始点とする新たな関係性の展開をはかる」一連の臨床活動だと考えています。

したがって，以下の節では，これまで筆者が出会ったASD児者との面接過程で表現された臨床描画や漫画など（持参した物も含む）を通した精神療法的アプローチの可能性について検討します。

❷ 青年期ASDに対する「○△□物語法」の活用

（1） ASDが抱える「日常生活での困難さ」の視点からのアプローチ

「精神療法」という言葉のイメージからは，ASD児者が抱える社会性の障害など，「社会適応」の可否を基準にして，「適応できない理由」を面接場面で探索する作業のように感じてしまいます。ところが，筆者が児童期から継続的に支援を続け，青年期に達したASD者の多くが，一見して社会場面では適応できていても，実際の日常生活では困難さを抱えています。女性ASDでは，こうした状態像を「カモフラージュ」と指摘していますが，男性ASDにも同様に見られる状態像です（Lai et al., 2017）。

そこで，筆者はASD児者の日常生活場面での困難さを共有できる臨床描画法として，「○△□物語法」（木谷，2013）を活用してきました。本節では，この臨床描画法を活用した青年期ASDの2事例を紹介します。

（2） 事例1

図7-1は，小学校から継続的に支援している女性ASD（高校2年時）の○△□物語法です。○は「ミニーちゃん」，△は「ウサギとカメ」，□は「家」を描き，その後に物語を書いてくれました。一見すると「まあ，まとまったお話だなあ」としか感じないと思いますが，この物語には長年関わっているからこそ共感できる「本当の物語」が隠されています。彼女は高校入学後に悲惨ないじめを受けていました。最初の1年間，教師たちの指導にも関わらず，物を隠されたり，暴言などのいじめを毎日のように受けていましたが，自分の将来への志望（動物関係の仕事）意欲も高く，家族や筆者らに支えられながら必死の思いで通学していました。2年生になり，彼女をいじめていた生徒もこうした意欲を認めるようになり，（警戒心が強く，臆病な）ウサギのような自分自身（プリチャン）でも皆に認められる（優勝）ようになり，友だち（ミニーちゃんやミッキー）とも仲良くなることができたエピソードが隠されています。現実でも，彼女は自分が志した動物関係の進路に進むことができました。

（3）事例2

　図7-2は，中学生から支援している男性ASD（情報系の短大2年）の○△□物語法です。○は「巨大な目」，△は「巨大なピラミッド」，□は「堅く閉ざされた窓」を描き，見ているだけで物語は難しいと一緒に確認して終えました。○△□物語法で「目」が強調される場合，その多くに対人過敏（社交性不安や広場恐怖）の問題を抱えている場合があります。実際にこの男性もASDの「孤

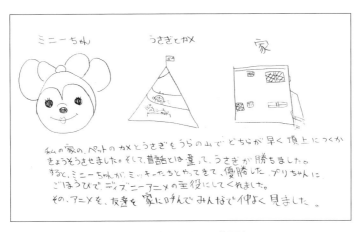

図7-1　事例1の○△□物語法

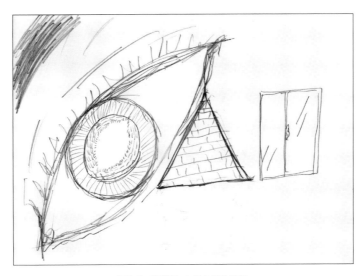

図7-2　事例2の○△□物語法

立型」タイプの特性が強いため，強い緊張感から短大でも教員に相談すること
ができない状況が続き，就職への不安が強い時期に描いた○△□物語法です。
この○△□物語法からも，巨大なピラミッドの中に隠されている莫大なエネル
ギーを感じるだけではなく，そのトビラ（閉ざされた窓）の開き方（卒業後の
就労支援）によっては，エネルギーを就労維持のために十分に援用できますが，
その方向性を見誤ると強固な対人過敏に陥ってしまう危険性の両面を秘めてい
ました。そこで，筆者らが障害者職業センターと連携しながら，短大側にも本
人の高い能力（パソコン操作）を活かせるように，学内インターンシップを実
施してもらうよう要請ができました。この体験を通して獲得した自信を基盤に
して，現在はマイペースながらも障害者就労を維持することができています。

（4）「自分らしい生き方」の再発見

　青年期ASDと面接をしているときは，「ASD当事者はどのような『日常生活
での困り感』を抱えているだろうか」と常に疑問を持ちながら面接を進めるよ
うにしています。先に示したカモフラージュではありませんが，青年期ASD
にとっては（精神療法を含めて）面接場面そのものも，「社会に適応できるかど
うかを測定されている」場面として，強い緊張状態になっていることが多いの
は確かです。その緊張場面で，バウムテストや人物画テストといった過去の図
工や美術の時間で体験した苦手意識を再燃させる危険性がある臨床描画法を適
用することに筆者はあまり賛成できません（ただし，全面的に否定するわけで
はないことは，この拙文からも理解ください）。

　それよりも，○△□物語法では，見た目にも単純な○と△と□から構成され
て，「ASDらしい感覚を大切にした」日常生活がそのままの形で安心して（か
つ安全に）表現できます。この過程で表現された○△□物語法の描画や物語か
ら見えてくる「自分らしい生き方」（環境への感じ取り方）を通して，「日常生活
での困難さ」と「自分らしい生き方」との狭間で生じている葛藤を理解するだ
けでなく，障害特性のためにまだ気づいていない将来への可能性を一緒に再発
見できる時空間を共有することが，精神療法において臨床描画を活用する意義
だと考えています。

❸「主体性が回復する」過程を同行する

（1）主体性とその回復

　思春期から青年期のASDとの面接場面で，臨床描画と同じように来談者の「心の揺れ」を共有できるものが，漫画（コミケなどでの作品類も含む）です。笹倉（2010）は，面接場面で語り合う漫画について「セラピストが作品を手がかりに"自分"を再構築しているプロセスを目にし，自身も同様なプロセスを経て"自分"を生成させていく可能性」を指摘しています。

　実際に，後述する事例のように，ASD児者が自分の好きな漫画（多くがオタクな世界）だけでなく，自分の思いを代弁してくれる漫画を面接場面に持参することは多く，持参した漫画を活用しながら面接を進めることも広く臨床描画法として，筆者は位置づけています。

　しかも，その場合に筆者が重要だと考えていることは，きっかけは面接者の提案だったとしても，ASD児者が自分から漫画を持参する行為，漫画を通して「自分らしい生き方」をわかってもらいたい気持ち，今度はどんな漫画を持ってこようかと次の面接を楽しむ姿など，主体的に「"自分"を生成させて」いこうとする行為そのものです。児童期のASDの場合，このような主体性を育むことが面接の基本だと考えていますが，多くの青年期ASDの場合，過去のさまざまな外傷的体験が影響することから，安心・安全に主体性を回復する共同作業を進めるためには，言語を介しての面接よりも，安心・安全性が担保される可能性が高い臨床描画や漫画を活用するほうが効果的です。次節では，事例を通して，この主体性の回復について検討します。

（2）漫画を通して自らの危機状態を乗り越えた大学生ASDの事例

　太郎（仮名）は初回来談時に卒業留年の大学４年生でした。それまでの４年間は理解ある同級生たちに守られてアパート生活ができましたが，同級生が卒業して，新たに引っ越したアパートで生活するようになり，管理人から部屋が片付けられない，ゴミのような物（壊れたプラモデルなど）が段ボールに山積みになっていて，精神障害ではないかと心配されて，学生相談に来談するきっかけとなりました。

　初回面接では，机越しにも関わらず，顔を筆者に近づけながら，自分の世界（ある漫画の作者の話）を語り続ける姿が印象的でした。その後，家族とも連

絡を取り，医師の診断からASDであることが判明しました。そこで，大学全体の支援体制を整備するとともに，卒業に向けての面接を定期的に行いました。その間も，ある漫画のお気に入りの場面と台詞の話を延々と繰り返していましたが，筆者には「どうして自分は『自分の考え』を，この漫画の作者のように上手く表現できないんだろうか」という強い焦燥感とともに，過去のトラウマを引きずった劣等感が伝わってきました。さらに，漫画の世界から現実へと成長（卒業）できない太郎の姿を見ていると，筆者も無力感を感じる面接が続きました。

　それでも，大学側の支援もあり，卒業できる見込みがつくと，そこから新たな葛藤が生まれました。直後の面接で，太郎はヤングアダルトを読者とする漫画を持参しました。そして，筆者に「僕も，このまま就職が上手くいかなかったら，この主人公と同じように誰かを殺してしまうのでしょうか」と今までにない深い悲しみの表情で訴えてきました。

　その漫画の女性主人公は，小さい頃の父親からの虐待（太郎もかなり厳しい父親に育てられていました）によって，「誰かに見捨てられる恐怖」から回避しようとして，無意識に「他者に嫌われないように」生きていました。しかしながら，次第に追い込まれていき，最終的にはどうにも回避することができず殺人を犯してしまう，というストーリーでした。

　その面接では，「見捨てられる恐怖」と必死に戦う太郎に寄り添うしかできませんでした。その後も太郎は同じ漫画を自分から持って来ることを繰り返しました。筆者も毎週同じ曜日と同じ時間の面接という構造を維持することで，太郎が安心・安全に面接に来ることができるように努めました。やがて，家族の障害受容も進み，太郎も「独力では就職できない自分自身」を受け入れて，最終的には障害者就労を目指して職業訓練校に入学することを自分で決めただけでなく，大学卒業という父親と同じ「学士」の称号を得ることができて，「やっと父親と同じ立場になれました」とうれしそうに筆者に告げて，卒業しました。

（3）「このままでも大丈夫」を支える機能としての漫画（臨床描画）

　筆者は臨床描画法が果たす自己治癒の可能性に関して，「来談者が本来持つ『揺れ動きながら生きる力』を肯定的に見つめ直し，『今までとは違う自分の姿と今後も変えなくていい自分の姿の両面』に深く気づくこと」が重要だと指摘しています（木谷，2016）。しかも，苦悩しながらも主体性を維持しながら歩

もうとしている来談者が，面接者とともに「『みつける（身に付ける）』体験を繰り返すことで，日常生活での恒常的な安定感が維持され，自己の主体性が回復する」過程を支える機能を漫画や臨床描画が有していると考えています。

　太郎の事例でもわかるように，青年期ASDにとっては，「（親や社会が期待するような）今までとは違う自分にならなければいけない」葛藤と同等あるいはそれ以上に，「でも，どうすれば違う自分になれるかわからない」予測能力の障害（Sinha et al., 2014）が大きく影響します。ところが，太郎のように自己肯定感が低下して，受動型のASDの場合には，周囲がついつい先に支援の手を差し伸べてしまい，主体性が育ちにくい場合があります。

　太郎の場合も，これまで育った環境（ここでは省略しますが）を考えると，この悪循環から脱却して主体性を回復することが重要でした。だからと言って，この作業はけっして容易なことではありません。したがって，面接構造を安定させて，太郎自身の主体性ある行為（漫画の持参，キャンセルせず来談，こだわりのある漫画の話）に対して，「このままでも大丈夫」と支え続ける過程自体が，精神療法的な機能として「主体性の回復」につながったと筆者は考えています。同時に，漫画や臨床描画の場合，これからの方向性が見えない事態が生じても，相互の信頼関係の原点として，漫画や臨床描画に立ち戻り，そこから再度方向性を共有できる灯台のような機能を併せ持つことは確かです。

❹ 成長に伴い生じる内在化障害の問題

（1）青年期ASDと内在化障害の問題

　ASDに関する最近の研究からは，ASDが抱える発達障害特性とともに，多くのASDが抱える併存症への理解と対応が重要だと指摘されています。特に，児童期から青年期にかけて症状が変遷していく不安性障害（主に社交不安），抑うつ状態，心身症や選択性緘黙など，症状が見えにくい内在化障害が注目されています（石川，2018；川上・木谷，2019；木谷ら，2019）。

　こうした内在化障害を理解するために，医療機関の多くで臨床描画法が活用されています。ところが，描かれた描画が的確にその後の面接や治療に活用されているかどうかは疑問です。そこで，本節では2枚の臨床描画を通して，青年期ASDが抱える内在化障害への理解と対応について検討します。

（2）臨床描画の限界を理解する

　最初に1枚のバウムテストを示します（図7-3）。青年期ASDが描いたバウムテストですが、いったいどのような苦悩を抱えているでしょうか。読者のみなさんも考えてみてください。たぶん、すごいエネルギーを感じることでしょう。しかし、根や枝の処理や樹冠部の堅さからは、対人関係のぎこちなさや傷つきが痛いほどに感じ取れることでしょう。

　実は、この臨床描画は先に紹介した事例（太郎）が初回面接で描いたバウムテストです。すでに「青年期ASDが描いたバウムテスト」と紹介しているので、読者のみなさんも「抑うつの強いASDかなあ」などと内在化障害の特徴は理解しやすかったでしょう。ところが、実際の面接場面を想定すると、このバウムテスト1枚で、「この特徴があるからASDだ、こういった二次障害を抱えている」と解釈することが可能でしょうか？　また、先ほど紹介したような、太郎が表現できない長期間の苦悩を理解するだけでなく、共有することが可能でしょうか。少なくとも筆者は無理だと判断しています。

　その意味からも、ASDの障害特性を抱えながら青年期で初めて受診や来談する場合、臨床心理士や公認心理師が行うルーティンワークとしてのバウムテストや臨床描画法がもつ限界を理解しつつ、内在化障害のリスクにも焦点化することは、青年期ASDの理解と対応の第一歩になることは確かです。同時に、この内在化障害が抱える大きな問題点は発達とともに症状が変遷することです（岡本ら、2015）。その問題点について、次節で検討します。

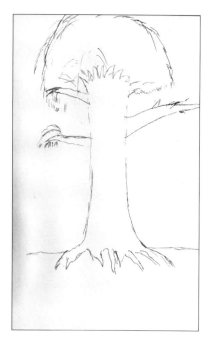

図7-3　青年期ASDのバウムテスト

（3）成長するからこそ苦悩も生じやすくなる

　そこで、次の事例を紹介します。花子（仮名）は小学生の時にASDの診断を受けて、その後は学校の理解もあり、対人関係上のトラブルは見られました

が，中学・高校と順調に伸びて，大学（自宅外からの通学）での支援の必要性から，大学の近くにある精神科クリニックに紹介されてきました。

　大学入学時は，社交不安から来る頻尿や軽い強迫的思考が見られましたが，ASDらしい真面目さと大学側の合理的配慮があり，一人暮らしも両親の協力があり，単位修得も順調に進んでいきました。4年生の春を迎え，今後の就職活動の参考資料として，WAIS-IIIと○△□物語法を実施しました。

　紹介された際に添付されていた過去のWISC-IIIの結果（8歳と10歳）と筆者が実施した19歳と今回21歳のWAIS-IIIの言語性・動作性・全検査それぞれのIQの推移を図7-4に示しました。そこからわかるように，10歳までの「言語性IQ＜動作性IQ」のパターンから，18歳以降では「言語性IQ＞動作性IQ」のパターンに変化しています。この変化から，小学校では視覚優位を活かしながら，周囲の児童の動きを視覚的に模倣しながら学校適応をしていたと推測できました。その後も，家族や学校の理解や支援もあり，自己肯定感を維持しながら，主体的にコミュニケーション能力や的確な援助要請スキルなどの言語性の能力を獲得しながら成長できたことは確かです。

　ところが，今回一緒に描いた○△□物語法（図7-5）では，気分の落ち込み（なんでこんなに気分がすぐれないんだろう），聴覚過敏（雨がザーザー），焦燥感（蕾すらつけていない），将来への不安（ボーッと見つめるだけ）といった苦悩を抱えながらも，自分のペースでしか進めない（のっそりと進んでいる）葛藤が表現されていました。

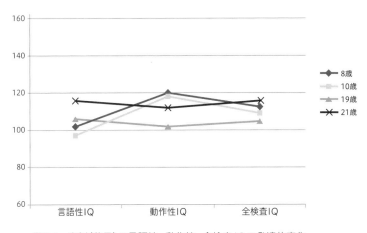

図7-4　事例（花子）の言語性・動作性・全検査IQの発達的変化

この花子の事例のように，長期的に支援を受けているASDの場合，WAIS-
Ⅲの対象（16歳以上）になる青年期では，言語性項目の評価点や言語性IQが
伸長する事例を多く経験しています。この伸長自体は言語的コミュニケーショ
ンなどの社会性の成長として喜ぶべき事実ですが，その一方で，周囲の状況が
見えるだけでなく，周囲の人たちの表情や自分への評価の意味が理解できるよ
うになり，新たな苦悩として抑うつ気分や不安症状が高くなることにも留意す
る必要があります。

　実際，花子の場合もこうしたアセスメントの結果などを総合的に判断して，
自分のペースで余暇活動も楽しみながら就労を維持できるように障害者就労の
方向を勧めたました。

❺「多様性」を相互理解するアプローチとしての臨床描画法

（1）青年期ASDが描く描画の世界

　これまで述べてきたように，青年期ASDに臨床描画法を活用する場合，描
かれた作品を通して，内在化障害などに苦悩する（親や先生の期待に応えよう
とする）自己と，ASDらしく（自分らしく）生きようとする自己との狭間で生
じる深い葛藤を表現する場合が多く見られます。筆者が以前紹介した事例（木谷，

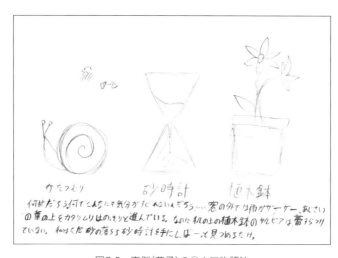

図7-5　事例（花子）の○△□物語法

2013；木谷，2017）ですが，奇妙な手の動き（人を払いのけようする動き）をする大学生のASDの場合，普段の生活では，図7-6左側のように「親や周囲の期待に応えようと頑張る」自己（黒色）と「自分のペースで自由に生きたい」自己（白色）がバランスよく共存しています。ところが，葛藤が生じるとバランスが崩れて，周囲に合わせて頑張ろうとするあまり，白色の「自分らしく生きたい」自己が追い詰められていく様子を，（まさしく）臨床描画として面接中に教えてくれたことがあります。

　このように深く，孤独に苦悩する青年期ASD当事者の臨床描画を「解釈する」という単純な言葉で対処することができるでしょうか。乾（2018）が自閉症のクライエントとの48年間の治療過程を通して，「心理療法の原点は，クライエントの声なき声を聴き，時に代弁して，現実の痛みを消化できるように考え，共に生きる」ことだと指摘しています。筆者も臨床描画法は検査者のためではなく，ASD者が主体性をもって生きようとする姿とそこに生じる苦悩をASD者の視点に立脚して共有するための重要な方法だと考えています。

　こうした考え方は，ASDが主体性をもって「自分らしさ」を選択する生き方である「脳の多様性：Neuro Diversity」の考え方として，アスペルガー症候群の当事者であるSinger（2017）が，障害ではなく特性を活かす生き方（Strength）を提唱していることにもつながります。また，池上（2017）はSecond Lifeに代表されるネット上の仮想世界でのAvatar SiteにChattingを通して参加している自閉症者たちの生き方を研究しています。仮想世界という安心かつ安全な環境の下で，主体的に自分自身やアバター（分身）を使い分ける行為から生まれる，高い自由度と多様性ある「自分らしさ」を自己・他者ともに認め合える時空間が拡張されていきます。こうしたASD児者が持っている「豊かだからこそ，傷つきやすい心の世界」(木谷，2013）を最大限に尊重する姿勢が，精神療法家にとっても重要であることを再認識する新たな時代を迎

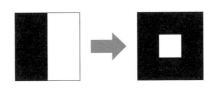

図7-6　心の中の「２つの自己」

えています。

（2）改めて，精神療法とは

　レオ・レオニの『じぶんだけのいろ――いろいろさがしたカメレオンのはなし』
（1978年）は，環境が変わるごとに変わっていく自分の体の色に，「ぼくらは
どうしてもじぶんのいろをもてないんだろうか？」と嘆くカメレオンを，「と
しうえのかしこいカメレオン」が，「いっしょにいてみないか？」と行く先々で
体の色は変わっても「だけどきみとぼくはいつもおんなじ」と2人の相互理解
の大切さを教えてくれるお話です（以上のカギカッコ内は原文のまま）。

　多様性ある生き方のシンボルである「カメレオン」の苦悩は，どこかASDの
苦悩と重なっています。そこに登場する「としうえのかしこいカメレオン」が
この苦悩を解決してくれることはありません。むしろ，経験を積むことは「限
界がある」ことも理解しているからこそ「かしこい」とも言えるでしょう。

　しかし，「いつもおんなじ」時間と空間を共有する過程から，多様性ある生
き方を，五感を通して「見つける」作業そのものが精神療法です。特に臨床描
画法は，この五感すべてを通して時空間を共有するだけでなく，ASD児者が「そ
れでも，この人間世界の中で共存しよう」としている本当に主体性をもった「生
き方」姿を教えてくれる重要なコトバだと筆者は痛感しています。

　手前味噌になりますが，思春期に来談を拒否していたASDの青年が，大学
進学前後から一人で来談するようになりました。その時に彼が言った一言が印
象的でした。「悔しいんだけど，最後は木谷なんだよなあ」。長年にわたり筆者
のもとに来談するASD児者にとって，木谷という存在はどんな臨床描画に見
えているのでしょうか。

──────────── 引用・参考文献 ────────────

池上英子（2017）ハイパーワールド：共感しあう自閉症アバターたち．NTT出版．

乾　吉佑（2018）他者との営みに触れてゆくこと：自閉症との48年間の治療過程．精神療法，
　　44（2），199-207．

石川信一（2018）不安・うつへの支援．日本発達心理学会編．発達科学ハンドブック10：自
　　閉スペクトラムの発達科学，230-240．

川上ちひろ，木谷秀勝 編著（2019）発達障害のある女の子・女性の支援：「自分らしく生きる」
　　ための「からだ・こころ・関係性」のサポート．金子書房．

木谷秀勝（2013）子どもの発達支援と心理アセスメント：自閉症スペクトラムの「心の世界」を理解する．金子書房.

木谷秀勝（2016）「揺れながら生きる」自己を発見するための臨床描画−「みる」行為から「みつける」体験へ．臨床描画研究，31，22-34.

木谷秀勝（2017）福祉における実践：自閉症スペクトラム障害児者への支援を中心に．祖父江典人・細澤仁(編)日常臨床に活かす精神分析：現場に生きる臨床家のために．195-211.誠信書房.

木谷秀勝，岩男芙美，土橋悠加，豊丹生啓子，飯田潤子（2019）ウェクスラー式知能検査に見られる内在化障害―社交性不安・心身症・女性の発達障害・選択性緘黙を中心に．山口大学教育学部附属教育実践総合センター研究紀要，第48号，169-178.

Lai M, Lombardo MV, Ruigrok AN, Chakrabarti B, Auyeung B, Szatmari P, Happé F, Baron-Cohen S（2017）：Quantifying and exploring camouflaging in men and women with autism. Autism, 21(6),690-702.

村上伸治（2019）発達障害と精神療法．そだちの科学，32，26-31.

岡本百合，三宅典恵，神人蘭，永澤一恵，矢式寿子，吉原正治（2015）青年期発達障害における心身医学的症状の変遷について．総合保健科学：広島大学保健管理センター研究論文集，Vol.31,1-6.

レオ・レオニ（1978）じぶんだけのいろ：いろいろさがしたカメレオンのはなし．好学社.

笹倉尚子（2010）漫画やアニメについて他者に語るプロセス：他者に語る行為と背景について．京都大学大学院教育学研究科紀要，56，195-207.

齋藤万比古（2018）いま何故，発達障害の精神療法なのか．精神療法，44（2），7-10.

Singer J (2017) NeuroDiversity: The Birth of an Idea. Paper Back.

Sinha P,Kjelgaad MM, Gandhi TK, Tsourides K, Cardinaux AL, Pantazis D, Diamond SP, Held RM(2014)Autism as a disorder of prediction. PNAS, Vol.111, No.42, 15220-15225.

第 **8** 章

新しい取り組みと自閉スペクトラム症

1 世田谷区受託事業「みつけばルーム」の取り組み
──社会参加のモチベーションを高めるピアサポート

NPO法人東京都自閉症協会　綿貫愛子

❶ はじめに

　世田谷区受託事業「みつけばルーム」は，発達障害やその傾向（以下，発達凸凹特性）のある若者が，多彩なワークショップの経験を通して，生きるヒントになる「ナニか」をみつける機会を提供しています。この事業の大きな特徴は，同じような境遇にある仲間がサポートを行う「ピアサポート」の手法を用いていることです。自閉スペクトラム症（以下，ASD）などの発達凸凹特性のある成人当事者がピアサポーター（ピアサポートを行う者）として，若者が「ナニかをみつける」お手伝いをしています。筆者は，ワークショップを企画，運営するピアサポータースタッフの一人です。

❷ みつけばルームの取り組み

（1）利用登録の流れ

　みつけばルームの対象は，世田谷区に住んでいる，概ね15〜25歳の発達凸凹特性のある若者です。利用登録までの流れは，図1の通りです。利用の手続きでは，保護者や支援者の考えではなく，若者本人に利用したい意思があるかどうかということを大切にしています。

　一言に，発達凸凹特性のある青年・成人といっても，その支援ニーズは人それぞれです。個人がこれまでやってきたことの準備性や，これから何に取り組

むのかといった方向性などによって支援の内容は異なりますし，利用する支援資源も変わってきます。みつけばルームを無理なく利用することができるように，利用の手続きを助けたり，外部関係機関との連携を行うコーディネータースタッフが初回の利用面談で事業やワークショップについて説明し，本人にも1か月程度，または数回の体験利用を通して確認してもらいます。利用登録後も定期的にコーディネーター，またはピアサポーターが面談を行い，利用者本人が興味のあることや，やってみたいこと，がんばっていることなどを聞き取り，振り返る機会を設けています。

（2）ワークショップの申し込み

　ワークショップは，毎月15回前後開催されていますが，参加する頻度は利用者各自のペースに任せています。ワークショップの日程や内容を紹介する小冊子「プログラムカタログ」を毎月送付しており，利用者はこれを読み，必要に応じてスタッフから説明を聞き，「ちょっと興味あるかも」「やってみたい」と思ったワークショップを予約申し込みします。この時点から利用者にとって，「自分が何に興味関心がある／ないのか」「自分が疲れずに参加できるのはどれくらいの頻度か」などを考え，決める経験がスタートします。

　ワークショップの時間は，基本的に1日1回2時間です。みつけばルームは好きな時間に来て，好きなように過ごせるのではなく，予約したワークショップと面談の時間に利用できる場所になっています。目的なく自由に過ごすことは，多くの発達凸凹特性のある人にとって不安定さを招き，疲労しやすいところがあるからです。また，利用者が生きるヒントになる「ナニか」をみつけたときに，別の社会参加の機会を妨げない工夫でもあります。

　ワークショップ1回あたりの定員は，部屋の広さやスタッフの人数を考慮し，最大で10名，ワークショップの内容によっては2〜8名ほどです。

図8-1-1 「みつけばルーム」の利用までの流れ

（3）ワークショップの目的

みつけばルームは，「生きるヒントになる『ナニか』をみつける場所」ですが，こちらがその人の「ナニか」を決めつけたり，求めたりすることはありません。みつける機会を提供し，みつけるプロセスをサポートするだけです。

ワークショップの目的は，作品を上手に仕上げることや，特定のスキルを身につけることではありません。楽しいと思える時間のなかで，自分のペースで自らが感じ思ったことや好きなことを表現し，その表現を他者と共有し合う経験をすることです。そして，そういった経験を重ねていくことが自分を発見し，理解することにつながり，新しいことにチャレンジする自信や元気を育てていくと筆者らは考えています。また，安心して失敗できる機会であることも大切にしており，偶発的な思いもよらない出来事をトラブルではなく遊びに昇華し，遊びのなかで対処してみる経験も社会参加に役立つ自己回復力（レジリエンス）を育てると考えています。

（4）ワークショップの内容

みつけばルームでは，毎月，マニアックで知的好奇心をくすぐるワークショップが多く企画・運営されています。これは利用者の参加動機や参加行動に働きかけ，活動のなかで「安心する」「楽しい」という気持ちを喚起しやすい仕組みです。

ワークショップの種類は提供者によって大きく2つに分かれます。1つは，「プロフェッショナルな外部講師を迎えたワークショップ」です。美術家やデザイナー，ビオトープ管理士，ダンサー，放送作家，フードコーディネーターなどさまざまな分野からその道を究めた多彩なスペシャリストを講師に迎え，ワークショップを展開しています。もう1つは，「ピアサポータースタッフによるワークショップ」です。歴史や宇宙，自動車，鉄道，料理，工作，ゲームなど，こだわり（好きなこと・モノ）をとことん追求する企画になっています。

（5）ワークショップの様子

筆者はピアサポーターとして，毎月，歴史や宇宙，科学をコンセプトにしたワークショップを企画・運営しています。以前実施した企画の一つを紹介します。アステカ帝国で皇帝が不老長寿の薬として飲んでいたとされる"神々の飲み物"，チョコレートドリンク「カカワトル」を想像して作るワークショップ

です（図8-1-2）。カカワトルは，現在のチョコレートとは違って，トウモロコシの粉やスパイス，バニラ，蜂蜜などを加え，泡立てたスパイシーな飲み物で，実は材料は概ね分かっているけれども，分量は不明という代物です。参加者は話し合ったり，作業を分担したりしながら自分が想像する味付けを実践しましたが，その結果は，参加者曰く，「まずくはないけれど，美味しいと思えるところがない感じ」のものが出来上がりました。ワークショップの最後には，カカワトルの進化系であるバンホーテンココアを飲んで，チョコレートの今昔を比較しました。すると，参加者から「なんか物足りない？」「カカワトルの方が元気出るかも」という反応が返ってきました。歴史で思いっきり遊び，味わってみたワークショップの一例です。

❸ みつけばルームで「ナニ」がみつかったのか？

（1）みつけばルームはどんなところ？

　青年期は，「自分は何者なのか」というアイデンティティの問題と直面する心理社会的発達段階です。自分自身について深く考える時期であり，また，自分とつながっている他者や環境についても考えることから，自己形成という仕事を支える意味でも，「居場所」の存在と役割は重要といえます（小畑・伊藤，

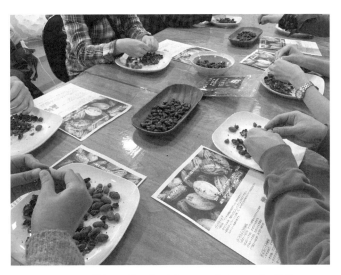

図8-1-2　「神々の飲み物」を作るワークショップの様子

表8-1-1　みつけばルームってどんなところ？

心の拠り所となる関係性	・なんか気づいたら来たくなるところ。常備薬。
	・理解できるところ。
安心感	・安心できるところ。落ち着くところ。
	・楽しかったり，心が休まる場所です。
	・リフレッシュするところ。
	・失敗するのが怖くない場所。
	・楽しいところ。
ありのままの自分が受容される場所	・家族以外と気軽にコミュニケーションがとれる場所です。
経験の補償	・人と生きる経験を積めるところ。
	・勉強など自分のやりたいことができるところ。
	・部活動的な存在な気がしています。
	・自分の興味を広げられる場所だと思います。

2001)。

　みつけばルームの利用者にアンケート調査を行い，「みつけばルームは，あなたにとってどんなところですか？」と尋ねたところ，表8-1-1のような回答が得られました。利用者にとって，みつけばルームは単なる物理的居場所ではなく，心の拠り所となる関係性や安心感があり，ありのままの自分が受容される「心理的居場所」(則定，2008)としても機能していることが示唆されました。

(2)「ナニ」がみつかったのか

　田島ら(2015)によれば，自分の存在を実感し，精神的に安心していられ，自己表現ができ，役に立っていると自分の存在に価値を見出すことなどで「心理的居場所感」が満ちている人は，日常生活の場での充実感や適応が高まり，また，様々な物事へチャレンジする気持ちが湧き，意欲的に行動できる傾向にあります。

　みつけばルームを利用してよかったことや，みつかったことを利用者に尋ねたところ，ワークショップで他者との交流を通して，自分の知識や経験が増えたこと，そして自分の新しい一面や気持ちを発見できたことについて記述がみられました(表8-1-2，表8-1-3)。また，学校や職場，家庭など日常生活の場

表8-1-2　みつけばルームを利用してよかったこと

新しい経験が できたこと	・普段できない体験がいろいろできたこと。
	・いろんな物を作れたり，知れたりできてよかった。
	・新しいことを知った。
興味のあること ができたこと	・カラオケやダンスやアニメの話ができた。
	・勉強など自分のやりたいことができる。
	・リュケイオン(趣味を深める個別のワークショップ)で勉強したおかげで，旅行に行けました。これからも勉強したいです。
他者と交流 できたこと	・みつけばルームのスタッフや利用者と一番に遊んだり，いろいろな話ができたこと。
	・普段会えないような個性があふれている人と交流できてよかった。世の中には量産化している人が多いけど，ここでは特注の人と活動できる。
	・友達が増えた。
	・趣味の共有ができる。
	・東方Projectなどの(学校では)マイナーなジャンルを知っている人がいたから。
	・人と触れ合えること。いろいろな人と交流できること。
日常生活の 変化	・社交性が上がった。興味の幅が広がった。
	・土曜日の昼間に行くところができたのが一番ありがたかったです。
その他	・ほとんどすべて楽しいです。
	・支援をしてくれる。

表8-1-3　みつけばルームを利用してみつかったこと

知識	・いろいろな知識。
	・知らなかった世界を知ることができた。 　知らなかった世界のなかで自分が知っていることを見かけると「おっ」となる。
	・囲碁の楽しさ。
場所	・安心できるところが見つかった。
	・いじめのない場所だと思った。
人	・同じような人がいる。
	・同じ趣味の人や友だちが見つかりました。
自分	・みつけばに来て，一般の社会で健常な人が経験している「普通の過ごしやすさ」は，こんな感じなのかなと思いました。 　今までよくわからなかったけど，一般の社会めっちゃ過ごしにくかったな！と思いました。自分にとってはハードモードで生きてたことに気づけたのかなと思います。
	・ふだん他人と話すのが苦手ということ。
やりたいこと	・勉強など自分のやりたいこと。

表8-1-4　みつけばルーム利用後の日常生活における変化

自分の思考や感情，行動の変化	・「みつけばルームではこれ（ワークショップで表現していること）できるけど，ここ（日常生活）ではできないんだ」と思ってしまうようになった。前はほとんどの人間に価値がないと思っていたけれど，地球には特注や量産の人がいると思えるようになった。
	・少し明るくなった…かも。
	・意見が出しやすくなった。
主体性をもつことができるようになったこと	・日常生活のなかでどう写真や動画を撮ったらいいか，普段から考えるようになった。
	・何となく家族の予定に合わせて生活していたのですが，土曜日はサロンに行くという予定ができたのが地味に大きい変化だと思います。

においても自分の思考や感情，行動にポジティブな変化があり，いままでずっとできなかったことや新しいことへのチャレンジがみられ始めています（表8-1-4）。

❹ おわりに

　近年，ASDなど発達凸凹特性を機能不全や障害ではなく，認知スタイルの違いとして捉える「神経多様性（neurodiversity）」の考え方が広まってきています。例えば，ASD者は対人コミュニケーションや社会性の障害があるとされていますが，それはASD特性に合わないスタイルを求められているためで，ASD者にはASDの流儀が存在し，それを共有することができる関係やコミュニティにおいては，共感を伴うコミュニケーションが成立し，活性化するのです（e.g. Komeda et al., 2015; Ochs & Solomon, 2010）。

　みつけばルームのキーワードの一つに，「ゆるサバイバル」ということばがあります。社会に適応することを目標にするのではなく，同じような境遇や似たような経験をもつ仲間（ピア）とともに，ありのままに自己表現する経験を通して，自分に無理のない社会との折り合いのつけ方を見つけ，自分のペースで社会にコミットしていくことを意味します。前節に掲載したアンケートのなかで，利用者の一人がみつけばルームを「常備薬」であると称しているように，この経験や仲間の存在は社会参加や自立を支える心の拠り所として機能してい

ることが推察されます。

　発達凸凹特性のある若者本人たちの認知スタイルや文化の違い，そして多様な生き方が肯定され，尊重されるような取り組みが今後広まっていくことを願うとともに，その一助となれるようにこれからも尽力していきます。

―――――――――――――――――――――― 文献 ――――――――――――――――――――――

Komeda, H., Kosaka, H., Saito, D. N., Mano, Y., Fujii, T., Yanaka, H., Munesue, T., Ishitobi, M., Sato M, & Okazawa H. (2015). Autistic empathy toward autistic others. Social Cognitive and Affective Neuroscience, 10, 145-152.

則定百合子（2008）青年期における心理的居場所感の発達的変化．カウンセリング研究．41, 64-72.

小畑豊美，伊藤義美（2001）青年期の心の居場所の研究：自由記述に表れた心の居場所の分類 情報文化研究 14, 59-73.

Ochs,E & Solomon,O. (2010). Autistic sociality. Journal of the Society for Psychological Anthropology, 38, 69-92.

田島祐奈，山﨑洋史，渡邊美咲（2015）青年期における心理的居場所感に関する研究：学校生活充実感と日常的意欲との関連を通して 学苑 900, 58-66.

② 自閉スペクトラム症のある人を対象にした会話型ロールプレイングゲーム（TRPG）を通じた楽しいコミュニケーションの体験

金子総合研究所／東京学芸大学　加藤浩平

❶ はじめに

　筆者は現在，親の会やNPO，大学研究室などの協力を得ながら，知的な遅れを伴わない自閉スペクトラム症（以下，ASD）などの発達障害のある子どもや青年たちを対象に，彼らが同年代の仲間とのやり取りを楽しみながら，コミュニケーションを促進していく小集団ベースの余暇活動支援について研究・実践を進めています。

　本稿では，筆者が取り組む余暇活動支援のうち，架空の物語世界を舞台に，キャラクターを介して参加者同士がやり取りしながら物語を楽しむ，卓上会話型ゲーム「テーブルトーク・ロールプレイングゲーム（TRPG）」という活動について紹介したいと思います（なお，本稿で紹介する事例は全て仮名であり，個人のプライバシー保護の観点から，複数の事例を組み合わせて紹介しております。ご了承ください）。

❷ 対人関係・コミュニケーションで自信を失っているASDのある子ども・若者たち

　ASDなどの発達特性をもつ子どもや若者たち（以下，ASD児者）は，その独特な認知特性や感覚特性から，周囲の人と関わる時の適切なふるまいを学習する機会が乏しく，相手と適切な関係を築いたり，築いた関係を維持したりすることが難しいと言われます。また，学校生活や集団生活の中で他の人たちと同じようにできず，失敗体験，注意や叱責を受ける経験が多くなってしまう傾向があります（小島，2013）。それらの体験の積み重ねは，本人から自信を奪い，自己評価を低下させ，ますます新規の活動や他者と関わる活動への参加意欲を

低下させます。結果として，集団への参加に対して消極的になり，学校に行く
意欲を失い，不登校や引きこもりに至るケースも少なくありません。

　筆者が出会う10代から20代のASD児者たち（本稿では，診断がないがASD
の傾向があり生きづらさを抱えている子たちも含みます）も，勉強が得意だっ
たり，海洋生物や電車，ゲームやアニメについて専門家顔負けに詳しかったり，
イラストやアクセサリーを作るのが上手だったり……と，個々に強みや持ち味
を持ついっぽうで，学校等での対人関係やコミュニケーションの面（同年代の
友だちグループに入れない，知らないうちにクラスメイトと険悪になってしま
う，自身のコミュニケーションに自信が持てない，など）で悩みを抱えています。
「どうせ私は『コミュ障』だから…」と自虐的に語る子もいます。

　筆者が取り組むTRPG活動は，元々はASD児者のコミュニケーション支援
の研究から始まっていますが，研究協力者として自分の所にやって来る前述の
ような子どもたち・若者たちに，コミュニケーションを楽しむ体験の場を提供
したいと思い，研究協力後も余暇活動の形で継続をするようになりました。活
動は1〜2カ月に1回のペースで，参加者は数名〜10名超，年齢層は中学生
から20代前半までと幅広いです。スタッフは学生・院生，OB・OGの教員や
支援者，保護者などのボランティアです。特に，学生・院生は，参加者（ASD
児者）にとって，クラスメイトとも家族（きょうだい）とも違う「少し年上のお
兄さん・お姉さん的な趣味の仲間（ピア）」という存在にもなっています。基本
的に小集団（3〜6名）を一単位として，コミュニケーションを楽しむプログ
ラムを実施しており，今回紹介するTRPGのほかにも，ボードゲームや「趣味
トーク」（ゆるい会話ルールのもとで，自分の好きなアニメ・漫画・ゲームにつ
いて，グッズを見せつつ熱く語り合うフリートーク活動；加藤ら，2019）な
どを実施しています。

　活動に共通するコンセプトは，「『うまく話すこと』より『楽しく話すこと』
を大切に」（藤野，2017）で，従来のソーシャルスキルトレーニング（SST）な
どの訓練ベースの介入方法との違いでもあると思っています。

❸ テーブルトーク・ロールプレイングゲーム（TRPG）とは

　TRPGとは，複数名でテーブルを囲み，参加者同士のやり取りで架空の物語
を作り上げていくことを楽しむ会話型のテーブルゲームの総称です。事前にゲー

ムの進行役である「ゲームマスター（GM）」がシナリオ（物語の設定やあらすじ）を準備し，他の参加者は「プレイヤー」として，「戦士」や「魔術師」といった物語の登場人物である「キャラクター」をルールに従って作成し，そのキャラクターを通してGMの用意した物語に参加します（図8-2-1）。コンピュータなどは使用せず，代わりに，基本的な進め方や世界観に関する資料などTRPGを遊ぶのに必要なデータをまとめた「ルールブック」という冊子のほか，「キャラクターシート」と呼ばれる記録紙（図8-2-2）や，サイコロ，筆記具などを使用

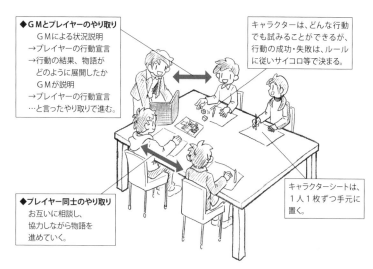

図8-2-1　TRPG活動の様子

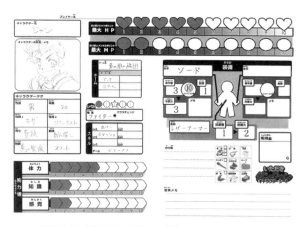

図8-2-2　TRPGに使用する「キャラクターシート」

表8-2-1　TRPG活動中の会話（一部抜粋）

G　M：	……さて，君たちが薄暗い石造りのダンジョン（迷宮）を奥へと進んでいくと，やがて左右に道が分かれた場所にたどり着くよ。
ジャン：	（アンナとゴダールに）右と左，どっち行こうか？
アンナ：	とりあえず周りを調べない？　何か手がかりがあるかもしれないしさ。
ゴダール：	それじゃ，地面を調べる。
G　M：	OK。狩人のゴダールが地面を調べると，何かの動物の足跡があって，右の通路に続いているよ。
ジャン：	よっしゃ，足跡の方に突撃…
アンナ：	ジャン，ちょっと待って。GM，アタシその足跡を調べたい。
G　M：	いいよ。ではアンナが調べるのが成功するかどうか，サイコロで判定しよう。
アンナ：	（サイコロを2個振る）……合計11！成功したでしょ？
G　M：	成功だね。では，アンナは，その足跡が「ミノタウロス」という半人半獣の怪物のものだとわかるよ。
アンナ：	じゃあ，ジャンたちに伝える。「この足跡，ミノタウロスだよ」
ゴダール：	ミノタウロスって……食えるのかな？（一同笑）
アンナ：	たぶんすげー強いよ。こっちが食われるんじゃね？（笑）
ジャン：	マジで？　突撃やめます…。
	（以下続く）

※「戦士の「ジャン」，魔術師の「アンナ」，狩人の「ゴダール」の3人（それぞれプレイヤーの子どもたちが作成したキャラクター）は，旅先で立ち寄った町の領主から，町はずれのダンジョン（石造りの迷宮）に隠された「赤竜の瞳」という貴重な宝石を取ってきて欲しいという依頼を受け，ダンジョンの探索をすることになった…」という物語をTRPGで進めている（その一部）。実際には，図8-2-1のようにテーブルを囲み，ゲームマスター（GM）が進行役となり，子どもたちは，それぞれ自分の作成したキャラクターの「キャラクターシート」を手元に置いて，会話に参加している。

します。

TRPGを実施するときのグループは，進行役のGMが1名とプレイヤーが3～6名，活動時間は2～3時間ほどです。私たちの活動では，プレイヤーとして子どもたち以外に学生や院生のボランティアスタッフが1，2名参加します。GMについては，主にTRPG経験の豊富なボランティア（大学のTRPGサークルの学生など）が担当しますが，最近は，もともとプレイヤーとして参加していたASD児者がGMを担当することも増えてきています。

TRPGでは，一般的なゲームによくある，参加者間で勝ち負けを争う競技性は基本的にありません。代わりに，TRPGの物語には目標があります。たとえば，プレイヤーたちが操るキャラクターたち（騎士や魔術師など）が「モンスター

の巣食う迷宮に隠された財宝を手に入れる」「ドラゴンに攫われた王女を救出する」「閉じ込められた迷宮から脱出する」など……それら物語中の目標・課題を達成するために参加者同士がコミュニケーションしながら，キャラクターを通じて協力しながら，物語を進めていきます（表8-2-1はTRPGの中での実際の会話のやり取りの一部です）。

　なお，TRPGは，剣と魔法の異世界ファンタジーもの以外にも，近未来ものや時代劇もの，探偵もの，ホラーもの等々，たくさんの世界観があり，多くの作品（ルールブック）が一般に市販されています。

❹ 事例紹介──TRPGを通じての子ども・若者たちの変化

　「参加者同士がコミュニケーションと想像力を駆使して一緒に物語を楽しむゲーム」……と聞くと，ASDをはじめ発達障害のある子どもや若者たちには不向きな活動のように感じる人も多いかもしれません。ですが，筆者が関わるASD児者たちは，余暇の場でのTRPG活動を，積極的に会話し合い，笑い合いながら楽しんでいます。活動の後も，振り返りや雑談が絶えません。「息子に元気に話しているだけじゃなく，ほかの子の話の聞き手になっている」「うちの子が，同年代の子たちの会話の輪に入って笑っているのを初めて見た」と迎えに来た保護者が驚くこともあります。

　ここで，筆者がこれまでTRPGを通じてかかわってきた子どもや若者たちが，活動の中でどう変化していったのか，言い換えれば，TRPG活動が彼ら彼女らにとって，どう新たな自分を発見する場となっていたのか，いくつかのエピソードを例に紹介したいと思います。

【事例1】

　ハナさんは，東京都内の高校（サポート校）に在籍する高校2年生（当時）の女の子です。小学校の時にASDの診断を受けており，人と話していても会話が続かない，話したいことが相手にうまく伝わらないなどの悩みがありました。家に引きこもりがちで，家でも親との会話でかんしゃくを起こすことが多かったそうです。

　筆者らのTRPG活動でも，初回は険しい表情で「特にいいです」「任せます」と，会話がほとんどありませんでしたが，ハナさんのキャラクター（治

療魔法を使う魔術師「エルザ」）が自らの持つ魔法で他の参加者のキャラクターのケガを治療するたびに「ありがとう」「助かる！」と感謝の言葉をもらい，だんだん表情も和らぎ，いつの間にか他のキャラクターの逸脱行動に笑ったりツッコミを入れるようになっていました。

　活動後のインタビューでは，「TRPGのメンバーは話が合わない人もいるけど『仲間』という感じで（学校で感じる）『ぼっち』な感じはなかった」「学校で友だちと話す話題が増えた」「最近会話するのが楽しい。自分の会話で何かが変わったような気がする」と笑顔で話してもくれました。ハナさんはその後，アルバイトに初挑戦するなど，生活の幅を広げつつあります。

【事例2】

　ヨシオくんはASDとADHDの診断を持つ，中学2年（当時）の男の子で，母親によれば，勉強はできるが不登校状態で，特に同年代との集団活動を嫌がり，両親が提案したキャンプなどの余暇活動なども，一度は参加意欲を見せても当日になって「どうせつまらない」と参加を止めることが多いとのことでした。TRPGも親に誘われて仕方なく来た感じで，初回の活動では，他の参加者を茶化す発言をし，戦闘場面でも自分のキャラクター（弓を使う狩人「アダム」）は，「逃げる」「離れて見てる」と，非協力的な態度でした。しかし，活動を重ねる中で，アダムのユニークな発言や提案が物語を盛り上げるようになり，また本人はもともと戦略を立てたりするのが好きだったこともあり，いつの間にかアダムはグループの「参謀役」として頼られるようになりました（本人もまんざらではなさそうでした）。いつの頃からか他の子たちとも楽しく会話するようにもなり，他の参加者たちから「前に比べて協力的になったよね」と評され，照れている様子でもありました。

　後日のインタビューでは，「TRPGはルールの中で『やってみたいこと』を安心して試すことができる。それでやれることが増えていく」「最初はほかの人が困ってても茶化してたけど，だんだん相手の手助けができるようになっていた」と感想を述べていました。高校進学後は，好きな電子工学のクラブに入部し，またアニメ好きのクラスメイトとも知り合い，同じ趣味の仲間との時間を楽しむようになりました。

【事例3】

　コータくんは，通信制高校に通う高校1年生（当時）の男の子。ASDと限局性学習症（SLD）の診断のほか聴覚過敏もあり，中学校から学校の集団に馴染めず不登校気味でした。TRPGも「（大人数の活動は辛いけど）少人数なら……」ということで参加していましたが，初回はみんなと同じテーブルに座れず，離れた席でキャラクターを作成し，活動中もほとんど無言でした。ただゲームを進める中で，身を挺して他のキャラクターを守って戦う「特技」を持つ自分のキャラクター（槍で戦う戦士「ギル」）の「役割」を通じて，自分に合った方法で他の参加者と関わるようになり，活動の後半以降は，たまに冗談とも本気ともつかぬことを言って，他の参加者や支援者を驚かせるなど，コミカルな役割にもなっていました。活動後のインタビューでは，「最初に職業（戦士や魔術師）という『役割』が決まっていたので行動し易かった。途中からその『役割』以外のことをするのも楽しかった」「集団の中で自分にはどんな役割が向いているかを学ぶ機会にもなった」と言っていました。高校卒業後は短大に進学，その後もTRPGを続けており，進行役のGMにも挑戦しています。

【事例4】

　サユリさんはASDの診断のある中学生（当時）の女の子で，知的障害や言語の遅れはないですが，聴覚や触覚に過敏があり，小学校の頃から学校は休みがちでした。中学校でも急に体力切れを起こしたりクラスの女子グループに馴染めなかったりで，途中から不登校になっていました。

　TRPGでも，最初は唐突にゲームに関係ない発言をしたり，ぼんやりして話を聴いていなかったりという様子も見られましたが，途中から，物語で遭遇したモンスターを食べ物で手懐けて仲間にしたり，口上を述べているモンスターの親玉を構わず不意打ちしたり，キャラクター（ナイフを使う狩人「ロラン」）の衣装をメイド服にしたり，とユニークな発想やアイデアをロランというキャラクターを通じて表現するようになり，それがほかの参加者にも面白がられ，いつの間にか，グループ内で積極的に会話をするようになりました。

　その後のインタビューでは，「キャラクター同士のやり取りや設定づく

りが楽しくて，ゲームの後もTRPGの話をしていた」「（他の参加者とは）
バラバラに行動していても『仲間』という感覚があった」「ロランたちの冒
険はそのまま物語になる」と語ってくれました。サユリさんはその後，は元々
趣味だったイラスト描きのほかに，物語（文章）も書くようになり，創作
好きな仲間とつながり，同人活動なども楽しんでいます。

❺ TRPG通じてASD児者たちが変化していく背景として考えられること

　研究を通じて，ASDやその傾向のある児者のコミュニケーションや集団参
加がTRPG中で促進されていく背景について，筆者は，TRPG活動の中にある
いくつかの構造や要素がそれらの変化・促進に寄与していると考えています。
以下，その構造・要素のいくつかを，先行研究や参加した子どもたちの声と共
に紹介します。

①「柔らかい枠組み」の中での自由な行動選択

　TRPGは，キャラクターやルールによってプレイヤーは行動を制限され，物
語も進行役のGMによって制御される一方，ゲームのやり取りは会話で行われ，
また用意されたストーリーから外れたアドリブが採用されることもあるため，ルー
ルなどの枠組みはあっても行動の自由度が高いと言われています（山崎ら，
2004）。ASD児者は暗黙のルールの理解が困難と言われますが，ルールが言
語的に明示されていることは彼らの主体的な発言・行動を促しますし，ルール
の枠内であるからこそ安心して自由な行動ができるという面もあると思います。
　TRPG後のインタビュー調査（加藤，2017）に協力してくれたASD児者の
感想の中には「TRPGは，ある程度枠が決まっているから議論や質問がちゃん
と成立する。だから楽しかった」「TRPGは日常生活よりも行動の選択肢が多い」
といったものもありました。明確であると同時に柔軟なTRPGの「柔らかい枠
組み」は，（ASDの程度にかかわらず）参加者の自由な発言やアイデアを受け
容れ，安心して表現できる場になっていると考えています。

②明確化された役割設定

　また，TRPGは「戦士」や「魔術師」といった職業や，特技（魔法や超能力な

ど）によって，物語の中で「役割」が明確化されており，それらの「役割」がキャラクターシートなどの文字情報で共有されているのも特徴で，それが結果としてASD児者への視覚的な面でも認知の面でも理解の手助けになっています。実際に「ルールブックやキャラクターシートを見れば，キャラクターに職業やスキル（特技）があることが分かるので，ゲーム中に何をやれば良いか困ることはなかった」といった感想を述べる参加者は多いです。

　そして活動に慣れてくると（社会学者ゴッフマンの「役割距離」にも通じますが），「魔術師だけど，魔法以外の方法（罠を仕掛けておびき寄せる）で問題解決する」「戦士だけど，戦闘場面で戦闘以外の方法（例：モンスターと交渉する）で切り抜けようとする」など，「役割」からあえて外れた行動を取るようにもなったりします。そして，それらの「役割」から外れた行動をマイナスとして見るのではなく，物語を盛り上げる面白味として，活動の中で楽しむことができます。

③表現の幅を広げる「キャラクター」の役割

　TRPGでは，ゲームの物語と本人の間に「キャラクター」があり，安心してトライ＆エラーが試みられる構造になっています。もしTRPGでキャラクターが行動を失敗しても，それはプレイヤーの「カトウさん」の失敗ではなく，「戦士のジャン」（カトウさんのキャラクター）の失敗となります。実際に，失敗体験に心理的なダメージを受けやすい参加者が，TRPG活動を重ねる中で，行動の失敗に対して過敏に反応せず，むしろ失敗から起きる物語展開を楽しみにするようになったケースもあります。参加者の中からは「（キャラクターの）行動が失敗しても楽しい，失敗するから楽しい」などの感想もありました。

　また，キャラクターとプレイヤーは違う，という点も非常に重要です。大学生が10歳の魔法少女のキャラクターをやっても良いですし，高校生の女の子が50代のイケオジの狩人のキャラクターをやることもできます。TRPGでは，普段の生活の役割や立場の縛りのない世界が展開します。バーチャル世界での「アバター」を使ったASD者同士のコミュニケーション世界が研究としても注目を集めていますが（池上，2017），TRPGのキャラクターも，他者との関わりや表現の選択肢を広げる重要なツールとしての「アバター」になっていると言えます。

　筆者らのインタビュー調査でも「キャラクターだから物語の中で思い切った

行動ができる」「自分がやりたいと思っていたことをキャラクターを通してできたように思う」という発言がありました。「キャラクター」を介した間接的なやり取りは，参加者たちが安心・安全な環境で自分が『やりたい』と思ったことに挑戦する体験ができる要因であり，同時に本人の表現の幅を広げていく面でも重要だと考えます。

④キャラクターを通して形成される客観的な視点

なお，TRPGの中で物語が進むにつれて，キャラクターの設定にプレイヤーの性格や考え方が反映されてくると同時に，キャラクターとして考えたり行動したりしたことが，プレイヤーの考え方や物の見方にも変化が出てくることがあります。プレイヤーとキャラクターの知識や考え方が影響し合い交流することについては，海外のRPG研究でも取り上げられています（Bowman, 2015; カム，2019など）。さらに，キャラクターについては，会話促進の面以外に，参加者がキャラクターに自身を投影しながらも，同時にキャラクターや物語と少し距離を置いた客観的な視点（メタな視点）を体験しています。

実際の事後インタビュー調査では，「TRPGを楽しみながら，その楽しんでいる自分を見ている目が自分の中にあった」「自分とキャラクターの関係は『イコール（＝）』でも『ノットイコール（≠）』でもなく『ニアリーイコール（≒）』」という回答のほかに，「TRPGの経験は，自分を客観的に見る上で助けになった」「キャラクターは自分じゃないから，感情や意図を客観的に説明もできる」などの感想・回答も得ています。

ASD児者がその認知特性から他者視点取得が困難であるとは先行研究でも多く報告されていますが，TRPGはASD児者でも，他者視点や客観的視点を，自分が心地良い形で，楽しみながら体験できる活動とも言えるかもしれません。

❻ TRPG通じたASD児者のコミュニケーションとQOL促進の研究について

前述の①〜④は，活動を通じて得た作業仮説も含まれていますが，筆者らのこれまでの研究では，量的・質的の両方の面で，コミュニケーションや集団参加についての変化を確認できています。たとえば，最初は受け身であったり一方的だったりしたASD児者の会話がTRPGを通して他児への自発的な語りか

けや，相手の発言を受けて話を維持・発展させていく発話が増加し，また話し合い場面でも折り合いをつけて合意形成に至る回数が増加するなど積極的な変化が報告されています（加藤，2016；加藤，2017）。

　また，余暇などの生活満足度との関わりについても，TRPG活動に参加したASDのある10代を対象にしたQOL（quality of life：生活の質）のアンケート調査をおこなったところ，参加者のQOLの得点が，TRPG活動の前後で有意に増加したという結果が出ました。さらに下位項目では「精神的ウェルビーング」「自尊感情」「友だち」の項目の得点が際立って増加しており，TRPGが彼らの生活を豊かにする余暇活動となっていることが示唆されました（加藤・藤野，2016）。

　ほかにもTRPG活動に参加したASD（またはその傾向）のある若者たちの語りや彼らへのインタビュー調査（加藤，2017）では，前述したもののほかにも，以下のような感想を得ています。

○TRPGは，毎回笑いが絶えない活動だった。
○ゲームの楽しさとは別に，他の参加者とのやり取り自体が楽しかった。
○学校では，「自分はぼっち（一人ぼっち）だな」と思うことがあるけど，TRPGではそういうことはなく，楽しく過ごせた。
○（キャラクターの行動が）うまくいかないときはいかないときで，そこから新しい物語になる。
○TRPGには，体を動かす集団活動とは違う，少人数で話す楽しさがある。

　そして，参加したASD児者の保護者への質問調査（加藤，2012）や活動後の保護者との懇談などでは，「友人との関係の維持ができるようになった」「他の集団活動は積極的ではない子が，TRPGには自発的に参加していた」「『今日はTRPGでこんなことがあった』と食事の席で家族に話すようになった」「人に説明をするのが以前より上手くなっていた」「これまでなかった『相手の立場に立って話をすること』ができるようになったと思う」といった感想・回答も得られました。

　他にも，これは支援者側からですが，学校の集団に馴染めず不登校気味になっていた発達障害のある中学生（当時）が，TRPGを通じて，本人に合った方法や役割で他者とかかわることや自分なりの形で自分を表現することを学び，そ

れが本人の自信につながり，登校渋りもなくなった，という報告もあります（藤堂，2014）。

❼ 余暇活動としての意義

　筆者はこれまで余暇活動支援の研究者の立場で，ASD児者と関わってきており，余暇の場での活動であることを大切にしています。筆者は余暇の場を，学校や職場（第1の場）とも家庭（第2の場）とも違う，自分の「好き」を表現し，趣味の仲間との交流を楽しむ居場所として「第3の場」として定義づけています（同時に，ASD児者が，一人で静かにリラックスして過ごす「ゼロの場」ともいえる時間と場所も大切と考えています）。

　このように，TRPGは心身のバランスをデフォルト（初期化）してくれるだけでなく，興味・関心という本来人間が持つ精神的健康さという内的エネルギーを補給してくれる安全基地の場としての機能を果たしていると言えます。そこに仲間という存在を通して，主体的に参加することや新たな発見を楽しむ育ちの場が展開すると考えています。

　余暇活動のような本人の自発性を主体にした活動の機会は，学校教育の中だけではなかなか自分の強みや持ち味を活かせない子どもたちの可能性を育む場であり，また，SSTのような多数派集団への適応を目標とした活動とも違う，自分らしさを多様に選択できる場でもあります。TRPGなどの活動はその中で一つの可能性を示すものとして，教育や支援の現場に向けて，実践内容や研究結果を今後も発信していく意義があると考えています。

❽ おわりに

　本稿ではTRPGを題材に，ASD児者が本人の特性に合った環境下での興味・関心をベースにした余暇活動の中で，一般に苦手といわれる対人関係やコミュニケーション，集団活動を積極的に楽しんでいる様子を紹介させていただきました。特にTRPGの中では，「支援する／される」の一方的な関係ではなく，参加者のASD児者が，その豊かな知識や想像力を発揮してくれることで，支援スタッフや筆者たちを彼ら彼女らのユニークな世界観に導く支援をしてくれていることも付け加えたいと思います。

発達障害のある子どもや青年を対象にした余暇活動支援は，余暇活動以外の活動との比較研究が難しいなど，研究としての課題も多いです。またTRPGについても，エビデンスや実証研究の面ではまだ課題が多くあります。しかしながら，余暇の場でのTRPG活動を続ける中で，参加している子どもや若者たちの変化や成長について，実際の彼らの姿や彼らの語り，また彼らと日々関わる周囲の保護者や支援者の感想・報告といった主観的ではない視点からも感じています。子どもたちの自発性や興味・関心を尊重した社会的コミュニケーション促進のため活動の1つとしてのTRPGの可能性を今後も追究していきたいと思っています。

──────────────── 文　献 ────────────────

Bowman, Sarah Lynne.(2015). Bleed: The Spillover Between Player and Character. Nordiclarp.org.https://nordiclarp.org/2015/03/02/bleed-the-spillover-between-player-and-character/(最終アクセス日：2020年1月31日)

藤野博（2017）発達障害の子の「会話力」を楽しく育てる本（健康ライブラリー）．講談社．

池上英子(2017)ハイパーワールド：共感しあう自閉症アバターたち．NTT出版

カム・ビョーン＝オーレ(2019)「「Nordic Larp」入門：芸術・政治的な教育LARPの理論と実践．RPG学研究．0, 5-14.

加藤浩平・岩岡朋生・藤野博(2019)自閉スペクトラム症児の会話の特徴と話題との関連：アニメ・漫画・ゲームを題材にした「趣味トーク」の実践．東京学芸大学紀要．70, 489-497

加藤浩平(2017)自閉スペクトラム症児の対人相互交渉の促進に関する研究：テーブルトーク・ロールプレイングゲーム（TRPG）による会話の支援．東京学芸大学博士論文．

加藤浩平（2016）テーブルトーク・ロールプレイングゲーム（TRPG）を活用した社会的コミュニケーションの支援．藤野博（編著），発達障害のある子の社会性とコミュニケーションの支援．金子書房．

加藤浩平・藤野博（2016）TRPGはASD児のQOLを高めるか？東京学芸大学紀要，67(2)，215-221.

加藤浩平・保田琳（2014）いただきダンジョンRPG．コミュニケーションとゲーム研究会

小島道生（2013）発達障害のある子の「自尊感情」を育てる授業・支援アイディア．学研教育出版．

日戸由刈（2013）地域の中の余暇活動支援でできること．本田秀夫・日戸由刈（編），アスペルガー症候群のある子どものための新キャリア教育．金子書房．

藤堂栄子（2014）子どもたちがTRPGを通してはぐくんでいること．加藤浩平・保田　琳．いただきダンジョンRPGルールブック．コミュニケーションとゲーム研究会, pp100-101.

山崎　竜・伊藤　昭・寺田和憲．（2004）．一般講演 テーブル・トーク・ロール・プレイング・ゲームにおける面白さの分析．ことば工学研究会, 17, 101-106.

あとがき

　2018年12月16日（日）に東京大学武田先端知ビル（武田ホール）で
「自閉スペクトラム症と精神療法的アプローチ」というシンポジウム
を開催しました。シンポジウムの企画から開催まで，公益財団法人メ
ンタルヘルス岡本記念財団の助成を受けています。

　準備の段階では，心理や精神科医療の専門家だけでなく，広く自閉
スペクトラム症の相談や支援に関わる方達に向けて，当事者がもっと
生き生きと過ごせる可能性があることを伝えたいと考えました。コミュ
ニケーションが苦手とはいえ，大切な他者との関わりが触媒となって
人は元気になり成長するのだと思いましたので，これを"精神療法的
なアプローチ"と広くとって登壇者を決めさせて頂きました。シンポ
ジウム当日は，20代から50代の100名以上の方に参加して頂き，8割
の方々にアンケートで肯定的な評価を頂戴しました。

　本書は2018年のシンポジウムの講演内容を元にして大幅に加筆と
修正を行い，またシンポジウムの趣旨に関連した書き下ろしが加わっ
ています。ご執筆下さいました皆様に心から感謝申し上げます。そし
て，本書の企画段階から刊行に至るまでの長い期間，丁寧に粘り強く
ご助言下さいました金子総合研究所（金子書房）所長の加藤浩平様，
監修して下さいました倉光修先生，東京大学コミュニケーション・サ
ポートルームの心理の先生方，また本企画の事務的な差配をして下さ
いました峰本さやか様に篤く御礼申しあげます。皆さまのお陰で，こ
うして書籍として形にすることができました。本当にありがとうござ
います。

2021年3月吉日

渡辺慶一郎

▍著者紹介（執筆順）

倉光　　修 （くらみつ・おさむ）　監修者，放送大学 特任教授，
　　　　　　　　　　　　　　　　　東京大学 名誉教授

渡辺慶一郎 （わたなべ・けいいちろう）編者，東京大学相談支援研究開発センター
　　　　　　　　　　　　　　　　　精神保健支援室室長 兼 コミュニケーション・
　　　　　　　　　　　　　　　　　サポートルーム室長（准教授）

川瀬　英理 （かわせ・えり）　　　東京大学相談支援研究開発センター
　　　　　　　　　　　　　　　　　コミュニケーション・サポートルーム 臨床心理士

横山　太範 （よこやま・もとのり）さっぽろ駅前クリニック 院長，
　　　　　　　　　　　　　　　　　日本心理劇学会 理事長

小野　和哉 （おの・かずや）　　　聖マリアンナ医科大学 神経精神科学教室 特任教授，
　　　　　　　　　　　　　　　　　東京慈恵会医科大学 精神医学講座 客員教授

綱島　三恵 （つなしま・みえ）　　東京大学相談支援研究開発センター
　　　　　　　　　　　　　　　　　コミュニケーション・サポートルーム 臨床心理士

田中　康雄 （たなか・やすお）　　こころとそだちのクリニック むすびめ 院長，
　　　　　　　　　　　　　　　　　北海道大学 名誉教授

岩崎沙耶佳 （いわさき・さやか）　東京大学相談支援研究開発センター
　　　　　　　　　　　　　　　　　コミュニケーション・サポートルーム 臨床心理士

木谷　秀勝 （きや・ひでかつ）　　山口大学教育学部附属教育実践総合センター
　　　　　　　　　　　　　　　　　教授

綿貫　愛子 （わたぬき・あいこ）　NPO法人東京都自閉症協会 臨床発達心理士

加藤　浩平 （かとう・こうへい）　金子総合研究所（（株）金子書房）所長，
　　　　　　　　　　　　　　　　　東京学芸大学 非常勤講師

▌監修者紹介

倉光　修（くらみつ・おさむ）

1951年生。京都大学教育学部卒。京都大学大学院教育学研究科博士後期課程満期退学。京都大学教育学部助手，同保健管理センター講師，京都府立大学文学部助教授，大阪大学人間科学部助教授・大学院人間科学研究科教授，東京大学大学院教育学研究科教授・学生相談所長を経て，2021年現在は放送大学特任教授。臨床心理士，東京大学名誉教授。著書・編著書・訳書は，『臨床心理学』(岩波書店，1995)，『カウンセリングの心理学』(岩波書店，1999)，『動機づけの臨床心理学』(日本評論社，2000)，『心理臨床の技能と研究』(岩波書店　2003)，『カウンセリングと教育』(誠信書房，2011)，『臨床心理学概論』(編著・放送大学，2019)，『自閉症とパーソナリティ』(監訳・創元社，2006)，ほか多数。

▌編著者紹介

渡辺　慶一郎（わたなべ・けいいちろう）

1967年生。信州大学医学部卒。国立精神神経センター武蔵病院，同神経研究所，東京大学医学部附属病院精神神経科，同「こころの発達」診療部を経て，現在は東京大学相談支援研究開発センター 精神保健支援室室長 兼 コミュニケーション・サポートルーム室長 (准教授)。代表的な著書・共編著・著書は，『大人の発達障害の理解と支援 (ハンディシリーズ「発達障害支援・特別支援教育ナビ」)』(編著・金子書房，2020)，『発達障害・知的障害のための合理的配慮ハンドブック』(編著・有斐閣，2020)，『改訂版 特別支援教育の基礎』(編著・東京書籍，2017)，『自閉スペクトラム症の医療・療育・教育』(編著・金芳堂，2016) ほか多数。

【本書の内容・構成について】
本書は，2018年12月16日に東京大学(武田ホール)にて開催された，シンポジウム「自閉スペクトラム症と精神療法的アプローチ」の発表内容を大幅に加筆修正したもの(第2章，第3章，第4章，第5章)および，あらたな書き下ろし原稿を加えたもの(第1章，第6章，第7章，第8章[1]，第8章[2])で構成されています。

自閉スペクトラム症のある青年・成人への
精神療法的アプローチ

2021年3月31日　初版第1刷発行　　　　　　　［検印省略］

監修者　倉 光　　修
編著者　渡辺慶一郎
発行者　金 子 紀 子
発行所　株式会社 金 子 書 房
　　　　〒112-0012　東京都文京区大塚3-3-7
　　　　TEL　03-3941-0111㈹
　　　　FAX　03-3941-0163
　　　　振替　00180-9-103376
　　　　URL　https://www.kanekoshobo.co.jp/

印刷／藤原印刷株式会社
製本／一色製本株式会社
装丁・デザイン・本文レイアウト／mammoth.